AF611165

8°R
11561

Dr JACQUES NATTUS

HYGIÈNE
DES
FIANCÉS

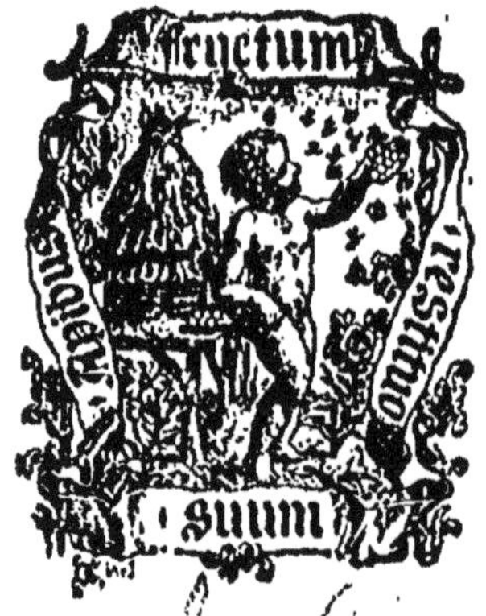

Conserver la couverture

PARIS
SOCIÉTÉ D'ÉDITIONS SCIENTIFIQUES
PLACE DE L'ÉCOLE-DE-MÉDECINE
4, RUE ANTOINE-DUBOIS, 4

1893

HYGIÈNE

DES FIANCÉS

8° R
11561

PETITE ENCYCLOPÉDIE MÉDICALE

Collection de volumes in-18 raisin, cartonnés à l'anglaise, à 3 francs

VOLUMES DÉJA PUBLIÉS

Hygiène de l'Oreille, soins préventifs contre les affections auriculaires, avec 5 figures dans le texte, par le Dr MOUNIER.

L'Art d'administrer les médicaments aux enfants, par le Dr Paul CORNET.

Abus de l'Hygiène et des médicaments, ou moyens antihygiéniques de se conserver la santé, par le Dr Jacques NATTUS.

Guide pratique pour le traitement des maladies de l'oreille, par le Dr J. BARATOUX, avec 43 figures dans le texte.

L'Hygiène et le traitement du diabète, par le Dr MONIN.

Guide pratique pour le traitement des névroses, par le Dr LAURENT.

Les Teignes, leur traitement, par le Dr BUTTE.

Hygiène et salubrité de l'École, ou Traité d'hygiène scolaire, par le Dr Raoul LAFFON.

Hygiène et traitement de l'Arthritisme, par le Dr Maxime LEJEUNE.

Détermination pratique de la Réfraction oculaire par la Kératoscopie. Application à l'examen des conscrits, par le major BILLOT.

Guide pratique pour le traitement des maladies du cœur, par les Drs RÉGNAULT et AZOULAY.

Tours, imp. Deslis Frères, rue Gambetta, 6.

Dr JACQUES NATTUS

HYGIÈNE DES FIANCÉS

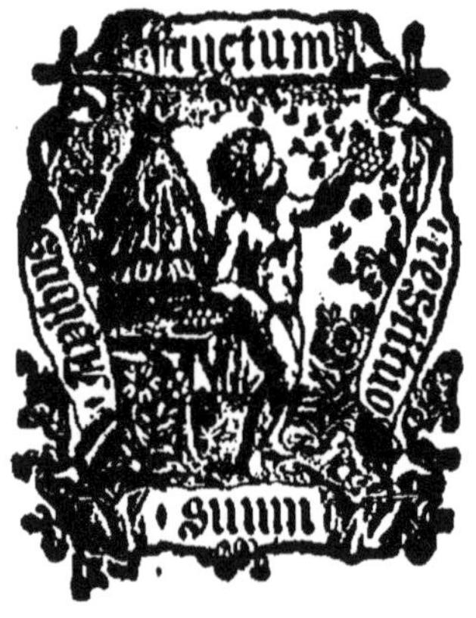

133
93

PARIS
SOCIÉTÉ D'ÉDITIONS SCIENTIFIQUES
PLACE DE L'ÉCOLE-DE-MÉDECINE
4, RUE ANTOINE-DUBOIS, 4

1893

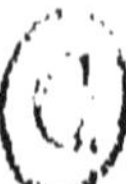

HYGIÈNE

DES FIANCÉS

CONSIDÉRATIONS SUR LE MARIAGE

La nature a commandé l'union de l'homme et de la femme ; la société a fait le mariage. Loi naturelle, réglementation sociale.

Depuis l'institution du divorce et son annexion à notre code, le mariage a été mis à la portée de tout le monde, il n'y a plus de mérite à s'y soumettre. Le mariage, néanmoins, demeure un acte sérieux, attirant à ceux qui l'accomplissent l'intérêt et la sympathie des humanitaires.

Cette réflexion nous paraît justifier l'étude que nous entreprenons en ce moment.

Bien des gens, sans compter Panurge, arrivés à la période psychologique de leur existence, se sont demandés et se demandent s'ils feront bien de convoler en justes noces, ou s'ils feront mieux de pas attacher à leur ceinture ce qu'on appelle les liens conjugaux.

Rassurez-vous, sympathiques lectrices et aimables lecteurs, je ne viens pas renouveler ici la vieille et banale querelle des contempteurs et des partisans du mariage. Mais, puisque vous avez la complaisance de m'écouter, puisqu'aussi je désire que nous entrions en communion d'idées, je dois vous faire connaître ma pensée et vous apporter les motifs de mon opinion.

J'estime que, dans une société organisée à la façon de celle où nous vivons, l'état de mariage est de beaucoup préférable à celui de célibat. Les jeunes filles y trouvent leur émancipation et la liberté sociale. Quant à la liberté domestique, c'est affaire particulière à chacune d'elles, et bien peu sont assez maladroites pour ne pas la conquérir largement. Les hommes lui empruntent tout de suite un singulier élément de considération et d'importance.

Ce fait, mal expliqué par la saine raison, établi sur des préjugés et non sur des arguments démonstratifs, reste un fait positif. La parole d'un homme marié a plus de valeur que celle d'un célibataire; les jugements qu'il porte sont d'abord acceptés, et, si on les discute, on ne les repousse pas de parti-pris. Un homme marié a le droit d'être sentencieux, parfois même pédant; il peut dire des riens, ou des choses banales, sous une forme solennelle; on l'excuse, on dit de lui que c'est un homme grave. Il peut remuer le paradoxe facile, l'ironie stéréotypée, la plaisanterie douteuse, on lui trouve de l'esprit. En pareilles circonstances, le célibataire est traité de prud'homme, de sauteur, d'acrobate licencieux.

Dans notre monde, où le favoritisme exerce une action prépondérante, où les influences, les protections décident bien souvent de la position et de la fortune des gens, l'homme trouve dans le mariage des soutiens, des aides, des ressorts propulsifs, qui manquent le plus souvent aux entâchés de célibat. Chacun s'est rendu compte de ce que l'on peut obtenir des relations mondaines et de tout ce qu'on leur doit. Or, l'homme marié double le nombre de ces relations; aux gens de sa propre famille qui s'intéressent à lui, il ajoute et associe tous les membres de la famille de sa femme.

Les ambitieux savent bien tout cela, et ils se marient jeunes. Dans notre armée d'autrefois, ce fait était saillant et remarquable ; aujourd'hui il passe moins aperçu, le mariage ayant évolué de l'état d'exception à celui d'habitude dans les corps d'officiers.

Voyez les positions élevées du monde officiel : rarement vous les trouverez occupées par des célibataires. S'agit-il de pourvoir à la charge d'une haute fonction, de nommer un directeur d'école, civile ou militaire, un consul, un ambassadeur, presque toujours à égalité, même à inégalité de titres et de mérites, le choix du ministre se portera sur l'homme marié, plus solidement décoratif que son émule, l'homme sans femme.

Dans une foule de circonstances de notre vie sociale, on retrouve l'utilité, je ne dis pas l'agrément, remarquez-le, on retrouve l'utilité de l'état de mariage. Les demandes de services, les emprunts d'argent, les impôts de salon, billets de loterie, de bal et de concert, sont la persécution des célibataires, tandis que les gens mariés se protègent contre leurs féroces agressions sous le bouclier de la famille.

Et je ne parle pas de la jolie corvée, étiquetée devoir de politesse, d'accompagner jusqu'à leur demeure les vierges surannées et les veuves d'antan, après une soirée passée dans un salon ami. Attentat malséant contre le libre arbitre ! On refuse même au célibataire les compensations que le hasard peut offrir. Qu'il s'agisse de reconduire une jeune solitaire, élégante et vraiment femme, ce n'est pas à lui qu'elle sera confiée, mais bien à quelque vulgaire époux auquel le sceau du sacrement prête une hypocrite garantie. A son nez, à sa barbe, il emmène la belle.

En cas de détresse, les secours, avouons-le franchement, sont toujours réservés et timides. Pourtant l'homme marié peut tenter la chance d'en recueillir, tandis que le célibataire doit s'abstenir dans son isolement.

Voilà bien des avantages actifs qui me semblent

acquis à l'état de mariage, mais il en est un autre, passif celui-là, dont les esprits réfléchis sauront apprécier la puissante valeur. Soyez attentifs : le mariage nous préserve de l'horreur menaçante de cette meurtrière condition sociale, étouffante, énervante, et souvent écœurante, qu'en langage d'argot on nomme le collage. Sur ce point je n'insiste pas. Ceux qui ont vu de près un seul faux ménage sont convaincus, comme je le suis moi-même. Ceux qui n'en ont pas vu peuvent aller en visiter un ; je les attends à leur retour.

Pour ces différents motifs, et quelques autres dont je vous fais grâce, tel que l'intérêt apporté à notre vie par la venue des enfants et leur poussée dans l'existence, tel que le plaisir et le fécond avantage de tenir table hospitalière, d'ouvrir aux aimables venants les portes de son salon centre de réunions recherchées et flatteuses ; pour ces différents motifs, dis-je, l'état de mariage me paraît constituer une condition sociale éminemment avantageuse.

Nous ne le discuterons pas, si vous voulez

bien, aux points de vue domestique et sentimental : ce serait étudier un sujet épuisé, et reprendre une argumentation où les pour et les contre, indéfiniment ripostés, deviennent le jeu des volants chassés par deux raquettes.

Si donc, par singulière aventure, quelque adolescent indécis venait me demander un conseil sur ce point délicat, je l'engagerais à se marier.

On me dira que saint Paul ne pensait pas ainsi. Dans ce monde il faut toujours compter avec les proverbes, les maximes et les légendes, qui, fournissant aux gens des réponses et des arguments faciles et toujours prêts, évitent toute la peine de la réflexion, tout le labeur de la recherche de la vérité. Aussi en fait-on un usage abusif.

Règle générale, et sans exception, au cours de toute discussion sur le mariage, qu'elle ait lieu dans un salon, dans un café, ou dans une sacristie, il se rencontre quelqu'un pour lancer la fameuse phrase : Saint Paul a dit : « Mariez-vous, vous ferez bien ; ne vous mariez pas, vous ferez mieux. » Un hystérique de ma connaissance jette un aboiement chaque fois qu'il l'entend ; phénomène réflexe qui ne manque jamais.

Je vais surprendre bien des convaincus. Eh bien ! cette fameuse phrase, si saint Paul l'a prononcée, ce que nous ne savons pas, il ne l'a jamais écrite, ce que nous savons. Ouvrez le livre des *Epîtres* au chapitre VII, verset 38, de la première aux Corinthiens, vous lirez : « Ainsi celui qui marie sa fille fait bien, et celui qui ne la marie point fait encore mieux. »

Sans doute, entre la formule légendaire et la proposition véritable il n'existe qu'une mince différence ; mais, si mince qu'elle soit, on doit la constater ; les textes sont faits pour être respectés. Je suis convaincu que saint Paul, comme tous les écrivains influents, se montrerait mortifié de voir reproduite par une formule à côté une pensée qu'il s'était donné la peine d'exprimer en termes nets et parfaitement définis.

Du reste, je dois avouer que la lecture de ce même chapitre VII de la première aux Corinthiens, lecture réfléchie, m'inspire des doutes troublants sur la compétence de saint Paul en fait de mariage. La façon dont il dit certaines choses désobligeantes pour les femmes, avec une superbe indifférence qui frise le dédain, montre que sa retenue ne devait guère lui coûter. Il me semble, et je puis dire cela sans être irrévérencieux envers ce saint philosophe, il me semble que la nature marmoréenne de saint Paul devait faire de lui un juge prévenu et partial en pareilles matières.

Saint Paul rêvait l'anéantissement de notre espèce humaine. On le classerait aujourd'hui parmi les pessimistes, ceux qui disent, comme Chateaubriand : « Après le malheur de naître, il n'en est pas de plus grand que celui de donner le jour à un homme. »

Les penseurs qui ne tolèrent pas la vie ne peuvent pas accepter le mariage, la chose va de soi. Dieu nous garde de la stérile ambition de les convaincre !

Remarquons enfin ce fait surprenant chez un apôtre : saint Paul n'a pas craint de se mettre en contradiction avec les doctrines formelles de la sainte Écriture. Jetez les yeux sur le chapitre XIV de l'Ecclésiaste, œuvre admirable et troublante, et vous verrez ces mots, écrits en toutes lettres : « Malheur à l'homme seul, car lorsqu'il sera tombé, il n'aura personne pour le relever ! » Et plus loin : « Si deux dorment ensemble ils s'échauffent l'un l'autre ; mais comment un seul s'échauffera-t-il ?

La tradition biblique apporte au mariage son contingent de faveur.

Veuillez méditer aussi ces paroles de Shakespeare : parler en faveur de la virginité, c'est accuser vos mères ; flagrant délit d'indubitable désobéissance.

Quand les poètes s'en mêlent, ils formulent des pensées d'une incroyable puissance.

Les arguments sociaux favorables à l'union de l'homme et de la femme, au mariage, sont convaincants comme une lame d'acier, et s'étalent solides comme un lingot de bronze.

Le mariage, c'est la famille, et la famille constitue les assises, la raison d'être de notre société.

PRÉLIMINAIRES MATRIMONIAUX

On se procure généralement un époux ou une femme par quelqu'un des procédés que la science moderne a mis à la disposition des aspirants à l'hyménée. Pourtant certains mariages se font encore avec une simplicité toute naturelle. Les gens se fréquentent depuis longtemps, ou ils se rencontrent, ils se conviennent, ils se le disent, et l'affaire est conclue. Ces faits deviennent très rares.

Certaines unions conjugales sont prévues, préparées et s'accomplissent au sein des familles, sans aucune intervention du dehors. Le plus habituellement, l'accointance des parties contractantes a lieu par l'intermédiaire de personnes obligeantes.

Les beautés à la retraite, les élégantes réformées, les mondaines déclassées, sans préjudice d'un bon nombre de veuves remuantes et de vieilles filles agitées, s'adonnent souvent avec passion à la confection des mariages. Elles poursuivent leurs manœuvres matrimoniales avec l'ardeur et l'entrain d'un chasseur de race dans ses exercices cynégétiques. Pour les unes, c'est un métier ; pour les autres, une mission, et toutes y trouvent la jouissance qui suit l'accomplissement d'une fonction.

Il s'est fondé aussi des entreprises particulières, en général d'un médiocre renom, lesquelles, moyennant une redevance, se chargent de fournir des époux, ou des épouses, à ceux, ou à celles, qui s'adressent à elles. Les prix de vente sont débattus à l'amiable ; ils varient avec la valeur attribuée à l'article proposé, et d'après le jeu commercial de l'offre et de la demande.

Ces différentes institutions nuptiales rencontrent une puissante concurrence dans les sacristies des églises et les parloirs des couvents. En effet, les prêtres de nos paroisses, et les réguliers de tout ordre et de toute robe, grâce à la confiance qui les entoure, aux appuis qu'ils peuvent offrir, à la fluidité de leurs manières, à la facilité de leur pénétration dans les divers milieux, constituent une classe recherchée d'agents matrimoniaux des plus appréciés.

Il est assez intéressant de constater que leur différence d'origine paraît sans influence sur la réussite future des unions conjugales. Les mariages fabriqués par les agences, qu'on me passe le mot, fournissent leur contingent de bons ménages en nombre proportionnellement égal à celui que nous donnent les mariages conclus dans les familles ou bien par l'entremise gratuite de serviables étrangers.

Faudrait-il donc répéter, avec la prétendue sagesse des nations, ce décevant dicton : « Le mariage est une loterie ? » Ce serait une faiblesse, bonne pour les mous fatalistes, indigne des fermes et des robustes.

On ne peut nier que le hasard, toujours en mouvement autour des choses de ce monde, ne soit un être fort encombrant. Prévenus des surprises qu'il vous ménage, sachez, braves aspirants au mariage, lutter contre ses perfidies. Ne vous lancez pas à l'aventure dans les entreprises matrimoniales. Tendez toutes vos facultés d'observation, aiguisez finement votre sagacité, pour étudier le cœur, l'esprit, le caractère, la plastique, les performances du futur compagnon de votre existence. Les mariages préparés par la froide sagesse n'ont plus rien de commun avec les jeux de hasard.

CHOIX D'UN ÉPOUX

Si vous le voulez bien, demoiselles et jeunes veuves, nous allons spécifier les qualités physiques que doivent présenter messieurs vos prétendus.

Il est tout simple qu'on demande à une femme la beauté du visage. Quand il s'agit d'un homme on peut se montrer moins exigeant. Un homme qui ne présente aucun vice de construction, qui est robuste, agile, souple dans ses mouvements, et qui marche droit, me paraît fournir un sujet suffisant. Si j'osais, je dirais qu'à mon estime un homme n'est jamais beau. Mais je n'ose pas, je me ferais trop d'ennemis mortels.

Autant que possible, évitez les porteurs d'embonpoint. Il arrive aux grosses natures d'être souvent gênantes. Choisissez un homme de haute taille, ou de taille moyenne. Pourtant, si un petit homme vous plaisait sûrement, et qu'il n'eût contre lui que son manque d'élévation, vous pourriez l'accepter. Mais, en cas d'indifférence, laissez-le de côté. Plus tard, je vous dirai pourquoi je donne ce conseil.

Qu'il soit brun, qu'il soit blond, qu'il soit châtain ou roux, la chose importe peu! Je sais qu'on a fait courir des bruits sur la couleur rousse. Des auteurs, d'apparence sérieuse, au cours de leurs romans d'aventures, ont jeté des aphorismes dans le genre de ceux-ci : « Les roux sont tout bons ou tout mauvais; ils offrent des spécimens, devenus rares, de la plus intraitable opiniâtreté; au milieu de notre société civilisée, les roux semblent conserver les grandes qualités et les monstrueux défauts des peuplades sauvages. » Inventions gratuites et pures menteries, plaquées dans des récits plus ou moins émouvants, pour imprimer à d'importantes figures un caractère de fatalité. Quand vous aurez fréquenté un certain nombre de roux, vous reconnaîtrez, comme moi, que dans la vie commune ils ne diffèrent en rien des châtains et des bruns.

Vous êtes, sans doute, surprises qu'avant de parler de la taille de l'homme et de la couleur de ses cheveux je n'aie pas signalé la condition qui doit être le plus impérieusement exigée, je veux dire la bonne santé. C'est que, vraiment, la chose va de soi. On ne peut même pas supposer qu'il vienne à une femme l'idée étourdissante d'épouser un malade, à moins de vouloir en hériter, ce qui serait bien vilain.

Exiger d'un prétendant les contours d'Apollon ou du Bacchus indien serait une prétention exagérée; mais on a le droit de lui demander la régularité et l'harmonie communes des formes masculines.

Si la chose est possible, pimpantes jeunes filles, rejetez hardiment les demandes des bossus, malgré la réputation qu'on leur a faite. Sachez-le bien, les têtes attachées à des épaules droites peuvent contenir autant d'esprit et de gaîté que celles surmontant un dos déjeté, tordu et montagneux. Les bossus ont, en général, la spécialité de l'esprit, mais ils n'en possèdent pas le monopole.

Efforcez-vous de ne pas épouser les hommes à jambes torses ou cagneuses, non plus que les boiteux, les manchots, les sourds et les aveugles.

S'il s'agissait d'un simple borgne, il conviendrait de réfléchir. En effet, un œil de verre, bien ajusté (les fabricants d'aujourd'hui les façonnent admirablement), un œil de verre, dis-je, par sa fixité même, fait ressortir l'éclat et la vivacité de son congénère vivant; ce qui donne à la physionomie une singulière expression de curieuse étrangeté.

On doit toujours compter avec le cœur des femmes. Quelques-unes, paraît-il, éprouvent dans tout leur être un impérieux sentiment de tendresse pour les infirmes, un impulsif besoin de dévouement pour les disgraciés. Généreuses natures! Je conseille cependant à celles qui seraient décidées à épouser un estropié de ne pas le prendre au hasard, mais, au contraire, de le cueillir avec discernement. Quand elles feront leur choix parmi les maux humains, je les engage à ne pas jeter leur dévolu sur les misères physiques amenées par une maladie ou apportées par la naissance. Elles agiront sagement en donnant la préférence à celles qui résultent d'un accident.

Les genoux déformés, les pieds atrophiés, les coudes ankylosés, avec leurs variantes, ne disent rien de bon, ni dans le présent ni pour l'avenir. Tout cela sent la scrofule. La science aujourd'hui prononce tubercule. Les doctes médecins comparent les maux de ce genre à de petits volcans, volcans tuberculeux. Imitant leurs collègues de la terre, souvent ils se calment et dorment pendant longtemps. Nous les croyons éteints ; tout à coup, en plein repos, une force inconnue les ranime, et l'éruption éclate. Eruption de flammes et de laves pour les volcans terrestres, éruption de bien vilaines choses pour les volcans humains.

Et puis, ne l'oublions pas, les gens qui se marient risquent très fort d'avoir des enfants. S'ils donnent le jour à de petits scrofuleux ce ne sera gai pour personne, et ce sera funeste à la prospérité de l'espèce.

Pensez à tout cela, ô vous, anges de dévouement! Rien de propre chez le procréateur, beaucoup d'horreurs chez les procréés. On pourrait trouver mieux.

L'ordre des choses change avec les mutilés de la guerre, les victimes de la chasse et des chemins de fer. Il leur manque une jambe, un bras, une oreille, le bout du nez, mais les blessures reçues sont guéries et bien guéries, les cicatrices sont solides. Le réveil de leurs maux n'est pas à redouter. Enfin, chez ces blessés, les sources de la vie sont demeurées pures. Les êtres qui leur devront l'existence ne sont menacés d'aucune tare originelle. Ces personnalités incomplètes n'offrent peut-être pas tous les attraits désirables, mais les dévouées et les résignées peuvent les épouser sans s'exposer à recevoir plus tard les reproches de leur progéniture.

Il serait injuste de ne pas faire une part spéciale aux blessures courageusement reçues dans les combats glorieux. Ceux qui en portent les nobles cicatrices ont des droits positifs à l'admiration, au dévouement des jeunes âmes féminines. Enfin, reconnaissons qu'il est toujours flatteur de se savoir la femme d'un héros.

A propos des mutilés et des mutilations, je vais présenter une dernière observation, et vous me traiterez de petit cœur et de méchante nature.

Qu'y faire ?

Il arrive quelquefois, rarement — mais la chose s'est vue — il arrive qu'un amoureux passionné, dédaigné par l'objet de ses brûlants désirs, saisit fiévreusement un pistolet pour se faire sauter la cervelle. Il presse la détente, le coup part, il s'abîme, il se fait une abominable blessure, mais il ne se tue pas. Un guignon le poursuit. La jeune fille, touchée, bouleversée par cet acte de désespoir, preuve incontestable de bien tendres sentiments, se prend à aimer celui qu'elle ne pouvait souffrir, et elle l'épouse.

Eh bien ! je vous conseille, en pareil cas, de ne pas imiter sa conduite.

Hélas ! en lisant ces mots, vous me trouvez

digne de tous les mépris ! c'est bien douloureux pour moi. Veuillez m'entendre encore.

Une simple anecdote présentera l'excuse de mon misérable conseil, et aura l'avantage, peut-être, d'intéresser vos esprits.

Lui, jeune littérateur, spirituel et bien pris de sa personne ; elle, fort agréable et belle jeune fille. Comment il l'avait rencontrée, distinguée, poursuivie ! cela ne nous importe guère, car notre histoire commence au moment où il sentit son cœur féru pour elle d'un indomptable amour. Il l'aimait, et il le lui disait. Elle ne l'aimait pas, et le lui disait aussi.

Le pauvre amoureux, trouvant une confiante énergie dans la chaleur de sa passion, sans se décourager, s'efforçait par tous les moyens possibles: tendres paroles, prévenances, attentions constantes, d'amollir le cœur de bronze de sa divine adorée. Mais il fallut bien se rendre à l'évidence; l'idole demeurait impassible devant la ferveur du culte qu'on lui rendait. Il prit le grand parti des désespérés, et se tira bravement un coup de pistolet dans la tête.

Quand la méchanceté du destin poursuit un homme, elle ne l'abandonne pas facilement.

Le malheureux, ayant probablement manqué de sang-froid au dernier moment, s'était mal ajusté. Il avait réussi à se massacrer la face, mais il n'était pas mort.

J'ouvre une parenthèse :

On ne saurait trop recommander la correction dans leurs manœuvres aux personnes qui choisissent, pour supprimer leur existence, la méthode du coup de feu dans la tête. Qu'elles se visent à la tempe, et non sous le menton. On risque fort, en suivant ce dernier procédé, d'imprimer à son arme une fausse direction. Le projectile alors fait éclater la face et ne pénètre pas dans le cerveau. Le patient s'est fait une effroyable dégradation, mais il ne succombe pas. Il demeure dans la vie avec un moignon de langue, une moitié de mâchoire, un ravin à la place du nez : lamentable figure humaine, horreur et répugnance ! Son sort n'est pas enviable.

La parenthèse est fermée.

L'intéressant héros de notre histoire avait

appliqué la gueule de son pistolet sur la région sous-mentonnière, ce qui était une faute, comme vous le savez à présent. La balle avait brisé les mâchoires et leurs dents, percé la langue, traversé le palais et emporté le nez. Vous jugez si la blessure était hideuse à voir ! Pourtant l'infortuné conserva la vie, mais au prix de quels délabrements !

Ce qui arriva alors, vous l'avez deviné avant que je le dise. Sensible jeune fille ! Son cœur se fondit, et elle aima, délabré, ce même amant, qu'intact elle avait dédaigné. Les choses ne traînèrent pas en longueur. Le jour de la guérison fut aussi celui du mariage des jeunes gens.

Tout est bien qui finit bien. Attendons.

D'abord tout fut joie et liesse dans ce ménage disparate. Lui, confiant, convaincu, adorait et se laissait adorer. Elle, radieuse, exultant de fierté, rayonnait d'ardeur généreuse, proclamait sa passion. Dans la rue, au dehors, si quelque passant inquiet se montrait étonné de cet accouplement d'une belle et d'un monstre, elle prenait entre ses mains ce qui restait de figure à cet époux voulu, et, d'un air de bravade, elle baisait à pleines lèvres un simulacre de joues. C'était du délire.

Un tel enchantement devait s'évaporer. A peine une année écoulée après ses fiévreuses épousailles, la belle se faisait enlever par un officier de dragons.

Que pensez-vous de cette histoire véridique, mes généreuses demoiselles? Si, le cas échéant, elle ne devient pas pour vous un sûr préservatif c'est que vous serez d'inqualifiables entêtées. Je vous abandonne à votre destinée.

Il est vraiment regrettable, au point de vue matrimonial, qu'on n'ait pas établi des conseils de revision civils pour le recrutement de notre armée nuptiale. La sagace prudence des parents doit chercher à combler cette fâcheuse lacune dans nos institutions. Les bains de mer, à leur défaut, les bains de rivière, adroitement exploités, fourniront aux yeux exercés de fort précieuses indications. Non seulement sachez voir, mais sachez deviner. Méfiez-vous des excès de pudeur masculine; il est si rare qu'elle l'emporte sur la vanité. Méfiez-vous des costumes de bain voilant, sous leur ampleur et leur rigidité, les membres et la peau. Dans ce cas soupçonnez des jambes grêles, des bras en baguettes et, peut-être, quelques taches peu seyantes. C'est l'occasion de demander un supplément d'enquête.

Interrogez le prétendant sur ses antécédents militaires, et, si la chose est possible, prenez d'habiles informations auprès du conseil de revision devant lequel se sont étalées ses nudités. Ce ne seront pas là manœuvres d'espionnage, mais bien d'une instruction prudemment conduite.

Faites vous présenter son livret militaire. Il doit en avoir un, car il appartient à la réserve ou à la territoriale, à moins qu'il ne soit pas Français. Mais, s'il n'est pas Français, je ne vois pas pourquoi on l'épouserait.

MESURE D'ORDRE

Si j'étais une intelligence éprise d'ordre, de correct, de symétrie, l'exposition des qualités morales d'un aspirant hyménéen suivrait immédiatement celle de ses aptitudes physiques, et tout serait dit à son sujet. Mais je suis autrement, et j'obéis à ma nature, comme tout le monde. Abandonnons donc un instant, pour le ressaisir plus tard, le genre masculin, et contemplons, analysons aussi, en toute honnêteté, la plastique, autrement séduisante, du genre féminin.

CHOIX D'UNE ÉPOUSE

Quoi qu'en disent les sacristains, la beauté chez la femme n'est pas quantité négligeable. Je dirais volontiers, avec un poète inconnu, mais plein de conviction :

> Dans ce monde où, dit-on, tout n'est que vanité,
> Rien n'est vrai que ce don suprême, la beauté !

Certains philosophes racontent que la beauté de la femme est une affaire de territoire, de climat et d'habitude. Ils parlent des Vénus hottentotes, qui pour nous ont l'aspect de déplorables guenons. Ils ajoutent que nos plus belles femmes, aux yeux des Hottentots, sont des êtres disgracieux. Ils passent en revue les Peaux rouges, les Chinoises, les Grecques, les Maltaises, toutes belles ou laides suivant l'éducation des yeux qui les regardent ; et, avec l'impudence convaincue des maîtres penseurs, ils nient la beauté.

Laissons dans leurs nuages ces chercheurs d'absolu, et jouissons en cœurs simples du merveilleux relatif dont nos regards s'abreuvent avec une joie reconnaissante.

Pensée troublante, tous, nous connaissons et apprécions ce qu'on appelle le beau ! pourtant aucun de nous ne peut le définir. Son analyse chimique, si on pouvait la faire, décèlerait-elle une substance simple ou un corps composé ? Quelle est sa nature, de quels éléments est-il formé ? Personne ne peut le dire.

Abandonnons à la métaphysique ces questions décevantes.

J'ai trouvé, dans un ouvrage presque moderne, la liste d'un certain nombre de conditions dont la réunion réalise la beauté de la femme. L'auteur, probablement, l'avait rencontrée lui-même dans quelque ancien écrit. Je vais vous faire part de ma trouvaille, ce dont vous me saurez bon gré, j'en suis persuadé.

La femme, pour être vraiment belle, doit avoir :

Blanches : la peau, les dents, les mains.
Noirs : les yeux, les sourcils, les cils.
Rouges : les lèvres, les joues, les ongles.
Longs : le corsage, les cheveux, les cils.
Larges : la poitrine, le front, les hanches.
Étroits : le cou-de-pied, la bouche, la ceinture.
Gros : les bras, les mollets, (parlons latin) nattes.
Arqués : le nez, les sourcils, la taille.
Ronds : les seins, le cou, le menton.
Petits : le pied, la main, l'oreille.

Il y aurait beaucoup à discuter sur cet ensemble de conditions, surtout à propos des blondes, sacrifiées d'un coup de plume. Toutefois, le tableau ainsi présenté ne manque pas d'attrait.

L'auteur a subi le sort commun des classificateurs à outrance; les blondes n'entraient pas dans ses catégories : il a supprimé les blondes. Pauvre homme !

Le prix de la beauté doit-il être décerné aux brunes ou aux blondes ? C'est une de ces questions ardues qui, de tout temps, ont sollicité l'esprit des chercheurs. Ne cherchons pas, mais considérons les choses.

Généralement, les hommes de ménage, à tendances pratiques, d'un esprit précis, d'une intelligence pénétrante, préfèrent les brunes. Les rêveurs, les poètes, la gent des amours libres ont le culte des blondes. Les hommes de la campagne, attachés à la terre, les contempteurs des villes, les passionnés des champs et de la vigne montrent un goût prononcé pour les rousses. Les autres, multitude, êtres de remplissage créés pour faire nombre, cerveaux neutres, dans le brun ou le blond ne voient que des nuances; toutes les femmes leur sont bonnes. Qu'ils soient heureux!

En cet état de choses, tout conseil sur le choix des teintes resterait sans valeur. Chacun cherchera à s'appareiller suivant sa nature, subissant toutefois l'influence, même les contrariétés, des convenances de fortune et de position.

La nature ne pardonne pas les offenses. Une fois le mariage accompli, contre son gré, elle pourrait bien revendiquer ses droits, au détriment de la paix du ménage. Ne l'oubliez pas!

Je vous dois, n'est-ce pas, mon opinion personnelle. Si je ne la donnais pas, j'aurais l'air de me dérober. Eh bien ! je suis de ceux qui disent : Ève la blonde ! Voilà ma profession de foi.

La plus glorieuse des nuances du blond me paraît être celle que la nature a pétrie en y mêlant de l'or et du carmin. Elle offre ces tons chauds, lumineux, harmonieusement fondus, plutôt brasier que flamme, dont l'automne colore les feuilles de nos vignes. Bien rares sont les femmes qui peuvent étaler sur leurs épaules des cheveux présentant ces teintes sans rivales. Au temps déjà lointain des larges horizons, nous les appelions les blondes de vignoble.

Vous voilà renseignés sur les conditions plastiques de la beauté des femmes. Mais ces formes enviées il vous faut les deviner, car, très probablement, on ne vous les montrera pas à découvert. Sachez-le, mes jeunes amis, ce qui déshabille le plus sûrement une femme aux yeux exercés d'un peintre, d'un tailleur ou d'un simple philosophe, c'est sa démarche.

Donner à ce sujet des indications précises n'est pas chose possible. On doit se contenter d'aperçus généraux sur lesquels chacun se guidera. La science du déshabiller ne s'improvise pas ; elle exige de ses adeptes de solides études et la pratique éclairée d'une observation journalière.

J'ajoute, et lisez bien ces lignes, car ma pensée est grave, j'ajoute que les investigations de cet ordre doivent être conduites avec pudeur et honnêteté, seulement aux points de vue artistique, scientifique ou matrimonial. Pratiquées dans un but de malsaine curiosité, elles deviendraient une indécence grossière, une offense de mauvais goût et de petite éducation.

Je suis tenté de rougir à l'idée révoltante qu'on puisse se méprendre sur la direction de mes conseils. Je m'abrite sous la science et la philosophie, forteresses de la pureté des intentions.

Remarquez chez une femme la façon de s'asseoir, de se lever d'un siège, de traverser un salon, d'avancer dans la rue, de monter en voiture, et, si vous savez lire, vous connaîtrez sa conformation anatomique. Regardez une femme qui passe : je désire pour elle que son buste se maintienne droit, que sa tête demeure dans la direction du corps, que sa taille ondule légèrement, et pourtant que ses épaules ainsi que ses hanches restent sur la même ligne, que ses pieds se détachent du sol sans secousses et sans raideur, qu'ils ne soient dirigés ni en dedans ni en dehors et se portent franchement en avant ; que son corps ne se balance pas, qu'il ne se soulève pas en saccades régulières, qu'il ne se contourne pas, comme si un côté entraînait l'autre.

Une semblable démarche, moins le charme, vaut l'appareil d'un conseil de revision. Si cette anatomie-là n'atteint pas la perfection, elle l'avoisine de bien près, j'ose le dire.

Certaines femmes devraient rester infécondes : les naines, les bossues, les déformées, les coxalgiques, les lymphatiques exagérées, les porteuses d'humeurs froides, et celles qui sont par trop laides. Sans doute, vous aurez peu de goût pour elles, mais vous pourriez être tentés par l'appât du gain. Sachez résister. Ne devenez pas complices de la continuation d'une race d'affligés.

En ce moment, je suis un auteur bien embarrassé, car je vais me montrer illogique et en contradiction avec moi-même. Nous avons consenti, sans enthousiasme, mais sans murmure, au mariage entre une jeune fille et un mutilé, un estropié d'une catégorie spéciale : donc, la logique et la suite dans les idées nous engagent à accepter les termes retournés de cette proposition, c'est-à-dire l'union d'un homme valide avec une femme détériorée. Pourtant je ne la conseille pas, et, chose humiliante pour mon esprit et mon caractère, je ne puis fournir aucune excellente raison, aucun motif solide, à l'appui de ma versatile opinion.

C'est vraiment pénible. Il n'en est pas moins vrai que nous nous figurons mal une épousée manchotte ou munie d'une jambe de bois. Je crois qu'en cherchant bien nous trouverions au fond de tout cela quelqu'une de ces corrections apportées par l'esprit aux choses de la matière. La pensée de leur origine embellit les cicatrices, les mutilations d'un courageux blessé, et redresse ses difformités. Pensée absente quand il s'agit des femmes.

Raisons de sentiment, dira-t-on, et non pas

arguments de pratique positive, j'en conviens. Mais, toutes de sentiments qu'elles soient, hélas ! elles me suffisent. J'ai tout lieu de croire qu'elles suffisent aussi aux jeunes aspirants à l'hyménée.

PROPOSITIONS GÉNÉRALES ET PARTICULARITÉ DÉLICATE

Si vous le voulez bien, nous allons établir quelques propositions générales, utiles, à l'occasion, aux fiancés de l'un et l'autre sexe.

Signalons d'abord, pour n'y plus revenir, les tares avérées défendant toute union conjugale, tares qui, dans le monde des affaires matrimoniales, devraient être classées comme vices rédhibitoires. Ce sont : l'épilepsie, les écrouelles, la lèpre, l'éléphantiasis ; auxquelles je propose d'ajouter : les tics nerveux, la sueur des pieds, l'embonpoint volumineux, la voix de fausset, chez l'homme, et de rogomme, chez la femme, l'habitude du coton dans les oreilles, le port systématique de la flanelle.

Je vous engage à prendre de nombreux et

minutieux renseignements; ne comptez pas avec le temps; employez un mois, deux mois, quatre mois s'il le faut, à recueillir et peser vos informations. Puis, la chose décidée, ne prolongez pas la période de ce qu'on appelle la cour. Accordez-lui une durée d'un mois ou cinq semaines, c'est plus que suffisant.

Généralement, peu de jours et de courtes entrevues suffisent pour apprécier les conditions plastiques, mais il n'en est plus de même lorsqu'il s'agit de découvrir des tares constitutionnelles possibles.

Rappelez-vous que beaucoup d'affections se transmettent par hérédité, en particulier celles qui atteignent le cerveau, l'intelligence. Que les parents et grands-parents soient vivants ou morts, vous devez savoir quel est ou quel était leur état de santé.

Si vous remarquez chez le futur ou la future, fiancé ou fiancée, de la bizarrerie d'humeur, la propension aux excentricités, des emportements sans motifs acceptables, l'inaptitude à tout travail régulier, ne vous avancez pas; j'estime même que vous ferez bien de reculer, car ces manières-là ne présagent rien de bon.

Et les chutes sur la tête! Elles deviennent un objet de gloriole lorsque les gens sont guéris; ceux-ci racontent leur aventure, se trouvent intéressants. Soyez prudents. Temporisez, temporisez. On a vu assez souvent des affections cérébrales se manifester fort longtemps après l'accident, après des mois, des années même. Il est extrêmement pénible pour une jeune épousée, tranquille dans ses espérances et ses desseins d'avenir, de se réveiller un matin la femme d'un idiot.

Acceptez un conseil, mais ne tombez pas d'étonnement. Quand un jeune homme se présentera à vous, mesurez d'un coup d'œil sûr les proportions de son crâne; assurez-vous de la symétrie de sa construction, voyez bien si un de ses côtés ne paraît pas plus développé que l'autre. Je vous le dis très bas, mais en toute sincérité, l'asymétrie du crâne est un fait observé chez plus de la moitié des criminels sanguinaires. Être la femme d'un fou, c'est dur; mais être celle d'un assassin, devenir même sa victime, c'est encore bien plus désagréable.

Tenez-vous en garde contre les fiancés qui cherchent à reculer le jour du mariage. A votre place, je craindrais fort qu'ils ne fussent porteurs de quelque vilain mal dont la guérison se fait attendre. Vous aurez, sans doute, l'occasion de dîner avec eux; observez-les à table. S'ils montrent de la difficulté à avaler les aliments; s'ils paraissent ressentir une douleur au moment où les bouchées passent dans leur gosier; s'ils vous racontent, sur la demande que vous ne manquerez pas de leur faire, qu'ils ont mal à la gorge depuis quinze à vingt jours, méfiez-vous! Vous dire pourquoi serait chose délicate, car il traîne un fort vilain renom le mal que cette dysphagie de longue durée révèle, plus que probablement. Mais, je vous le répète, méfiez-vous, et n'épousez qu'après une enquête approfondie. A votre tour, reculez la date du mariage. Si la maladie soupçonnée existe vraiment, d'autres signes, très nets, se chargeront de la révéler.

Encore quelques lignes sur le même sujet, question vitale s'il en fut.

Plus d'une jeune fille sera surprise, je l'imagine, en m'entendant lui donner le conseil suivant : Tâchez de savoir si l'homme qui se présente pour devenir votre époux a été atteint d'un érysipèle sérieux, en particulier érysipèle de la face et du cuir chevelu.

Les jeunes filles ont grand envie de me rire au nez. Qu'elles rient en toute franchise. Mon conseil d'apparence saugrenue n'en conserve pas moins sa valeur. Je vais vous le démontrer comme je pourrai.

Il est une maladie dont on ne vous parle guère. Les pudeurs s'effarouchent à son nom, voilent son existence, et surtout ses origines. On peut la contracter sans trop de déplaisir. Maigre compensation à tous les chagrins qu'elle cause. D'un visage engageant, d'une peau blanche et saine, elle sait faire un repoussoir de lépreux. Glaçant le sang qu'elle empoisonne, on pourrait l'appeler la déesse de la stérilité ou des avortements. Lorsqu'elle permet à un enfant de venir au monde, elle flagelle l'innocent, comme elle a flagellé ses parents. Heureusement ce mal monstrueux n'est pas des plus communs, surtout chez les honnêtes gens en vue desquels ces lignes sont écrites. Mais il faut le signaler quand même, car dans les choses du mariage on ne saurait être trop méfiant.

Cela exposé, veuillez me prêter toute votre attention, et vous reconnaîtrez, je l'espère, que mon histoire de l'érysipèle n'est pas une simple drôlerie, imaginée dans un moment de joyeuse humeur pour attirer le rire sur vos charmantes lèvres. Tout se ressemble dans la nature. Certains maux sont antipathiques l'un à l'autre, tout de même que certains animaux. Les lièvres pourchassent, détruisent les lapins, et, comme eux, les streptocoques de l'érysipèle exterminent les bacilles d'un autre mal. Dans le bois où gîte une peuplade de lièvres soyez sûrs qu'aucun lapin ne broute; sous la peau d'un érysipélateux vous ne trouverez plus un bacille vivant. Il y a incompatibilité d'humeur entre ces deux microbes de nature différente. Je pourrais vous raconter, à cette occasion, que certains autres bacilles ne peuvent pas se développer concurremment. Mais ce serait pure pédanterie.

Quelques bons observateurs avaient remarqué sur leurs malades cet antagonisme précieux, et les chercheurs, dans leurs laboratoires, cuisines à microbes, ont apporté à la pratique le rigoureux contrôle de la science.

Si singuliers qu'ils paraissent d'abord, ces faits n'en sont pas moins positifs et certains. Toujours l'histoire de la nature compatissante, mais distraite, apportant le remède au mal qu'elle a créé sans s'en apercevoir. La création des mouches et du mal demeure un fier problème.

Je pense que vous ne riez plus, mes belles fiancées. Tout au contraire, vous voilà songeuses, découvrant dans le vilain érysipèle une vertu cachée que vous ne lui connaissiez pas. Là où l'érysipèle a passé tous les lapins sont anéantis. Souvenez-vous-en.

HALTE

Le lecteur, ainsi que je le fais moi-même, appréciera, sans doute, l'opportunité d'une courte halte. Le repos nous paraît doux, toujours, même lorsque les fatigues n'ont pas été excessives. Il incite à la méditation.

Nous venons de faire l'étalage, et l'examen aussi, des conditions physiques de la jeune espèce humaine, indiquant celles qui nous ont paru avantageuses, et marquant d'un trait noir celles qui se montraient radicalement défectueuses. A présent, dirigeons nos recherches vers les régions du caractère, de l'intelligence, de l'esprit. Nous y trouverons encore des beautés et des laideurs, des qualités d'un grand prix et des tares repoussantes, et, si nous reconnaissons de robustes et harmonieuses constitutions morales, nous verrons aussi des bossus du cœur et des estropiés du cerveau.

Les qualités et les défauts sont très difficiles à apprécier sûrement, êtres complexes, nébuleux, sans formes régulières ni lignes accusées permettant d'en fournir une définition exacte ; de plus, ils se présentent presque tous sous des masques, des voiles, des manteaux, des parures aussi, à travers lesquels on a grand'peine à les distinguer. De nombreux obstacles vont se dresser devant nous, mais les francs hygiénistes ne connaissent pas la défaillance. Notre étude est malaisée et laborieuse, nous n'aurons que plus de mérite à la mener à bien.

Méditons encore. Nous nous mettons en route pour aller visiter les régions morales de l'être humain ; elles ont été déjà parcourues dans tous les sens, et la carte en est dressée depuis de longues années ; cependant notre voyage nous réserve, peut-être, quelques heureuses découvertes. Je vais user d'une comparaison : lorsque le gibier est au repos, le chasseur ne l'aperçoit pas ; mais, à certains signes, les chiens savent le reconnaître ; ils arrivent jusqu'à lui et l'obligent à se découvrir. Je compte faire office de chien, malgré mon indignité.

Chez les prétendus des deux sexes, si les qualités deviennent remuantes, les défauts se cantonnent dans le plus sourd repos, ils évitent soigneusement de se montrer au jour, gibier prudent. Cependant un brave chien, nourri des saines traditions de son espèce, et l'odorat exercé par ses études personnelles, nous conduira sûrement jusqu'au gîte où ils se croyaient à couvert.

Ainsi que le gibier, les qualités et les défauts se trahissent par leurs émanations. A nous de posséder le flair.

Je pense que mes lecteurs, tous gens de haute et fantaisiste intelligence, professent un maigre goût pour les classements méthodiques. J'espère donc leur être agréable, en poursuivant notre étude avec simplicité, sans nous soumettre à la rigueur de limites tyranniques, sans nous astreindre à suivre un sévère ordre de marche, réglé comme celui d'une procession.

A présent, nous avons assez médité.

PROPOSITIONS GÉNÉRALES

(*Suite*)

Messieurs mes amis, prétendants au mariage, épousez une jeune fille de préférence à une veuve. Un sourire de vierge, la naïveté d'un sentiment pur sont de ces choses que rien ne remplace. L'amour d'une jeune fille qui peut l'avoir connu et ne pas s'en souvenir, qui peut l'avoir perdu et ne pas le regretter?

N'épousez pas une étrangère, fût-elle de haute condition. Et vous, Mesdemoiselles, ne vous mariez pas avec un étranger, si riche et si titré qu'il soit. On ne sait jamais quelles surprises ménage un désaccord possible entre deux nations rivales. Vous voyez-vous la femme d'un soldat portant les armes contre votre pays? Soyez patriotes, et n'oubliez pas que le cœur et l'estime de la femme font la moitié du courage de l'homme.

Qui donc se laissera faiblir au point de fuir devant l'ennemi, de déserter le champ du combat, sachant qu'à son retour il subira les regards méprisants des belles jeunes filles, que toutes ses offres, toutes ses demandes seront à jamais repoussées par un dédaigneux refus?

Pensez-y bien : la chose en vaut la peine. Pour exciter encore les excellents sentiments de vos jeunes cœurs, je vais vous raconter deux intéressantes histoires. Vous en tirerez, j'en suis sûr, une moralité fortifiante.

Dans la bonne ville de Lyon, il y avait, en 1871, une maîtresse de grande école, dont les cours étaient suivis par les jeunes filles du meilleur monde, et j'entends par meilleur non seulement le monde des gens fortunés et de haute éducation, mais de ceux qui joignent à ces privilèges sociaux le culte du caractère et de l'intelligence. On sait ce que nous étions malheureux en France à cette heure-là. La maîtresse dont je parle disait à ses élèves : « Lorsque sera venu le moment de vous marier, n'acceptez aucun prétendant avant de vous être informées de sa conduite pendant la guerre. S'il a fait son devoir, s'il s'est bien battu, vous pouvez agréer sa demande ; si non, refusez-le ! »

Les jeunes Lyonnaises ont obéi à leur brave professeur.

Autre histoire, plus ancienne, en 1815, quelques jours après le retour de Napoléon de l'île d'Elbe. Le tableau : Les alliés menaçant d'envahir la France ; le général Rapp commandant l'armée du Rhin ; un bal à Mulhouse. Le général entre dans les salons pleins de lumière et brillants de toilettes ; on fait cercle autour de lui ; on parle des malheurs de notre pays, des projets d'invasion, des moyens de résistance. Cependant, une superbe jeune fille blonde, la reine du bal, entraîne ses compagnes dans un coin du salon ; elles tiennent un conciliabule. Puis, marchant à la suite les unes des autres, gracieuse théorie, elles s'approchent du général, et jurent entre ses mains qu'elles n'épouseront jamais que des Français qui auront défendu les frontières.

Elles étaient des vaillantes. Sachez les imiter.

LE CARACTÈRE

De toutes les vérités vraies, la vérité la plus vraie est certainement celle-ci : La première, la plus rassurante des qualités que les futurs époux peuvent se demander l'un à l'autre, c'est un bon caractère. Sans elle, malgré le confortable, le luxe, les honneurs, les richesses, la vie à deux devient insupportable. Certes, à lui tout seul, le bon caractère ne suffit pas à faire des unions complètement heureuses, mais il assure le calme des esprits, la douceur des habitudes, la sérénité des relations, autour du foyer domestique.

N'allez pas croire, généreux aspirants aux fiançailles, qu'il n'y ait pas de femmes méchantes. Une telle erreur pourrait vous devenir funeste. La méchanceté, chez les femmes du monde, est le plus souvent étiquetée sous des euphémismes palliatifs : brusquerie, sévérité, goût de la raillerie, caractère difficile. Elle présente ce grand avantage pour sa propre satisfaction, et ce terrible désagrément pour ses victimes, qu'elle peut s'exercer en constantes occasions. Les ressources de la méchanceté sont infinies, les prétextes de ses morsures sont innombrables. La fécondité d'un esprit méchant est vraiment faite pour étonner. Il semble que cet esprit soit un réservoir profond où la bile se déverse avec continuité, et dont le trop-plein s'écoule à la plus légère agitation. La faconde de la méchante ne le cède en rien à celle des cochers. A propos d'une remarque, d'un oubli, d'une distraction, ou sans propos, ses lèvres s'ouvrent à une kirielle de mots cruels, mordant, piquant et se suivant comme poussés par le ressort d'une mécanique à injure.

Certains poètes, certains écrivains, sans doute fort maltraités, n'ont pas su retenir de violentes imprécations contre les femmes méchantes. Ne les imitons pas ; mais nous pouvons citer leurs paroles. Euripide, dans *Andromaque*, jette au public attentif ces dures réflexions : « Il est cruel qu'un Dieu ait fourni aux mortels des remèdes contre les serpents venimeux, mais que nul n'en ait encore trouvé contre une femme méchante, plus dangereuse que la vipère et le feu. Tant il est vrai qu'il n'est pas pour les hommes de pire fléau que la femme ! »

Euripide est allé trop loin. Pauvre grand poète Il paraît que les femmes l'avaient fait beaucoup souffrir. C'est une excuse. Mais nous aurions mauvaise grâce à dépasser comme lui les bornes de la modération.

Si l'on vous propose une femme très jeune, méfiez-vous. Peut-être est-ce une de ces jeunes filles dont le caractère odieux est devenu le fléau de sa maison. Les parents exténués, à bout de force et de patience, n'espèrent plus que dans le mariage, remède problématique, mais débarras certain. Ne dépassez pas, je vous en prie, la portée de mon conseil. Bon nombre de très jeunes fiancées apportent à leur époux, avec la saveur de leurs fraîches années, des trésors de bienveillance et de captivant caractère. Supposer que je puisse professer une opinion contraire serait bien désobligeant pour moi. Tout de même, méfiez-vous.

Les légendes — le monde en est plein — se plaisent à trouver dans la féroce humeur de certaines femmes l'assurance indéniable de leur vertu et de leur fidélité conjugale. Le bon Louis XII, tourmenté par l'humeur acariâtre, impérieuse et bizarre d'Anne de Bretagne, pour se consoler, pour s'excuser de ne pas battre sa cruelle moitié, disait à ses courtisans : « On ne saurait payer trop cher la chasteté des femmes. » Royal innocent ! Oh ! les légendes, que d'erreurs elles propagent ! Voyez à quelle condition elles ont réduit la Lune ! Pauvre belle et chaste Lune, divinité capricieuse et charmante, elles en ont fait un pédant indicateur météorologique ! Je me sens humilié pour elle.

Non, la méchanceté d'une femme n'est pas un sûr garant de sa fidélité. Rien ne l'éteint, pas même les joies défendues cherchées loin du foyer domestique. Sur la foi de la légende, l'intérieur de tout mari trompé serait un petit paradis, où la vie est faite de bonnes grâces, de prévenances, d'accueils souriants, de caresses félines, honnête compensation du dommage infligé. Ah! mes pauvres amis, si vous partagez cette croyance, votre erreur est épouvantablement profonde.

Les méchantes, comme les autres, quand le cœur, l'ennui ou la curiosité les poussent, franchissent savamment les barrières de la fidélité conjugale, et, lorsqu'elles rentrent au logis, elles y apportent leur détestable humeur habituelle, comme si de rien n'était.

Vous devez bien savoir que, pour certaines femmes, faire souffrir les autres est une sorte de nécessité de nature, devient le fonctionnement d'un organe. Si ces intéressantes créatures ne rencontraient personne à maltraiter, elles éprouveraient un véritable énervement. Cela nous explique ce fait, singulier en apparence, du chagrin véritable ressenti par certaines femmes à la mort d'un mari malmené pendant toute son existence. La victime habituelle leur manque, et ces pauvres anges méconnus pleurent de vraies larmes.

J'ai connu une fort *honneste* dame, comme les appelait Brantôme, laquelle avait pris un amant afin d'avoir deux hommes à faire souffrir au lieu d'un seul. Que voulez-vous? Le mari ne suffisait plus à épuiser la provision quotidienne de fines cruautés, il fallait un amant pour l'achever. C'était agir en bonne ménagère, mais la morale n'y gagnait pas.

J'entends des clameurs dans le camp maltraité. Ah! vous parlez de la méchanceté des femmes, mais celle de beaucoup d'hommes ne l'égale-t-elle pas, si elle ne la dépasse!

Tâchez de calmer vos nerfs irrités; deux mots vont vous satisfaire. On rencontre des hommes à caractère détestable, des hommes vraiment méchants; et je pourrais répéter pour leur compte tout ce que l'on vient de lire à propos des femmes. Il m'a semblé inutile de tracer deux portraits, lorsqu'un seul suffisait, à la condition de l'étiqueter, suivant le genre en cause, tantôt monsieur, tantôt mademoiselle. Si j'ai choisi d'abord la femme pour modèle, c'est que la femme toujours est plus intéressante que l'homme. Veuillez donc, aimables dames, modérer les éclats de votre susceptibilité.

Je n'entends plus les clameurs.

Un mot encore. Je pense avoir agi sagement en m'adressant ainsi aux jeunes hommes, ce chapitre me paraissant plus important pour eux qu'il ne l'est pour les jeunes filles. On ne se figure pas ce que les hommes, jeunes et vieux, deviennent aveugles lorsque vraiment ils ne veulent pas voir. Un futur, amoureux ou simplement épris, visse à son front, au-devant de ses yeux, un prisme charmeur à travers lequel il regarde. A l'arracher, on briserait les outils faits du plus résistant acier. Les jeunes filles, moins promptes à l'enthousiasme, examinent les choses telles qu'elles se présentent, et d'un regard très sûr en mesurent les proportions. Elles savent très bien qu'elles vont s'unir à un être humain, à un terrestre, tandis que ces diables d'amoureux se figurent toujours qu'ils épousent un ange. La vision des défauts, des qualités aussi, de son prétendant s'étale facilement dans le cerveau d'une jeune fille ; mais, pour faire pénétrer la même perception dans la chaude cervelle d'un fiancé, il faut l'enfoncer à coups répétés, comme on fait d'un clou chassé dans une planche.

LA DÉVOTION DANS SES RAPPORTS AVEC LE MARIAGE

Les marquises, les bourgeoises, les grisettes, les hommes du monde, les philosophes, les poètes, les paysans ont tous une intelligence spéciale de la religion, et chacun d'eux la comprend à sa façon. Pour le plus grand nombre, mahométans ou chrétiens, c'est une institution d'essence toute divine, que des prophètes ou Dieu lui-même ont révélée aux habitants de la terre. Certains esprits estiment que les religions, pures créations humaines, forment une très puissante réglementation politique et sociale. « Quelle admirable paire de béquilles ! » disait de la religion une marquise d'antan. Chez d'autres c'est une affaire de tenue. Les songeurs, les doux poètes, acceptant la religion sans discuter sur sa nature, voient en elle la sereine satisfaction de nos instincts rêveurs, de nos aspirations vers l'Au-delà. Pour les conseils municipaux, c'est une tête de turc.

Considérant la religion seulement au point de vue du mariage, et non dans ses essences surnaturelles ou philosophiques, nous nous occuperons de sa forme humaine et pratique, la dévotion.

La dévotion n'est pas, me semble-t-il, sainement appréciée. On lui adresse, suivant la couleur des partis, des louanges hyperboliques ou des accusations effrénées. Elle ne mérite, à mon sens, tout comme la Junie de Racine, ni cet excès d'honneur ni cette indignité. Elle ne m'a jamais paru modifier avec autorité le caractère et les propensions naturelles de chaque individu. Elle ne donne pas la franchise aux fourbes, ni la tempérance aux dissolus, et, d'autre part, elle n'inspire nullement le goût du mensonge, non plus qu'elle n'excite à la gourmandise.

Quelques-uns comptent sur elle comme un des plus sûrs garants de la chasteté du foyer domestique, de la fidélité des femmes, de la constance des maris. Sans doute, elle dresse sa barrière entre l'être tenté et la tentation, mais l'obstacle est flexible, aisé à renverser et facile à franchir. Les murailles construites par la dévotion, si elles ne sont pas bastionnées par l'honneur, la franchise, le respect orgueilleux de soi-même, l'âpreté au devoir, la frigidité aussi, tombent comme châteaux de cartes ; trop d'exemples le démontrent pour que le moindre doute reste dans nos esprits. La conscience s'arrange d'honnêtes accommodements, et il arrive que la messe et les joies défendues n'ont plus rien d'incompatible.

Cultivée par des esprits bornés, la dévotion ne saurait élargir le cercle de leurs idées, mais elle n'enlève pas leur intelligence aux cerveaux largement conformés. Je parle, bien entendu, de la dévotion simple, et non de la dévotion exagérée. Celle-ci est un véritable danger pour les familles.

Les ultra-dévots résument tous leurs devoirs dans les seules pratiques religieuses. Ajoutons tout de suite, à l'excuse de la dévotion, que les ultra-dévots sont, en général, de médiocres intelligences. Ce qu'ils enseignent à leurs enfants, terrible éducation, ce n'est pas l'honnête et rigide franchise, la nécessité du travail, les sentiments d'honneur et de dévouement, le culte du devoir, mais la rigoureuse observance des commandements de l'Église. Ils sauront excuser la paresse et le mensonge, mais ils trouveront très coupables ceux qui manquent la messe, mangent de la viande un vendredi.

Je dirai encore, quoi qu'il m'en coûte, car ici je ne dois rien cacher, je dirai donc que la haute dévotion s'accommode mal des soins minutieux de la propreté corporelle. Les vrais et grands lavages lui paraissent offenser la pudeur. Faire sa toilette sans découvrir sa peau est pourtant chose bien difficile.

Mes jeunes amis, si vous épousez une femme adonnée à la dévotion cléricale, vous risquez fort d'avoir des enfants bien mal élevés et de rencontrer dans votre ménage de petites habitudes intimes médiocrement réjouissantes.

Si vous-mêmes n'êtes pas pratiquants, le cas devient grave. Vous connaissez l'histoire de la persécution des chrétiens par l'empereur Dioclétien ; eh bien ! vous en retrouverez l'exemple en petit dans votre propre ménage : persécution en sens inverse. Pour arriver à conduire son mari à la messe, pour l'envoyer à confesse, une dévote soutenue par sa croyance étroite, aiguillonnée par son zélé directeur, découvre, invente les manœuvres d'un tortionnaire de race. L'homme qui résiste n'a plus qu'à choisir entre la fuite et l'assassinat. Décisions sérieuses difficiles à prendre.

Chacun a pu en faire la remarque, la dévotion chez l'homme, même exagérée, offre peu de danger ; elle devient rarement la cause de dissentiments aigus, elle n'allume pas de guerre intestine. Les jeunes filles, à mon estime, peuvent sans inconvénient épouser des dévots. Avec quelques concessions prudentes elles en feront des maris sortables.

Elles doivent bien savoir, avant de s'engager, que ces lévites laïques voient dans la femme qu'ils recherchent une pondeuse, une ménagère, une gouvernante, une intendante de la maison. La femme, celle du Cantique des Cantiques, l'être troublant et mystique, s'élevant de la terre comme une fumée qui monte des parfums de myrrhe, l'éternel féminin, la vraie femme, n'existe pas pour eux. Ils la devinent dans un lointain défendu, comme une embûche dressée par le démon tentateur. Sous peine de s'exposer à de cruelles déceptions, il faut ne demander à de pareils maris que bien exactement ce qu'ils peuvent donner.

Remarque importante, il est recommandé aux jeunes filles d'employer toute leur clairvoyance à apprécier la valeur précise des sentiments religieux affichés par leurs prétendants. En effet, pour certains petits jeunes hommes, formant une classe vraiment intéressante dans le genre dévot, la pratique de la religion et le bien penser sont une véritable profession. La dévotion, comme la mendicité, dans des milieux différents, constituent pour quelques-uns une branche de commerce, une forme particulière de l'industric. C'est un métier que l'on peut exercer sans fatigues, sans connaissances spéciales, sans apprentissage ni travaux préparatoires. Les uns lui demandent et en obtiennent la vie de chaque jour, et même la formation d'un petit capital ; les autres, un riche mariage.

Vous reconnaîtrez les jeunes dévots de profession à certains signes particuliers. Leur tenue est correcte, mais gourmée ; ils sont esclaves rampants du genre et de la mode ; ils affectent dans leurs habitudes de vie la délicatesse difficile du parvenu, rien ne paraît assez bon pour eux ; ils attachent une grande importance à d'insignifiantes niaiseries ; la plupart sont impertinents ; ne sachant aucun état, ils vivent désœuvrés, ou employés dans une administration quelconque ; interrogés, on les trouve d'une belle ignorance, avec une conversation faite de clichés, de poncifs, de maximes communes, sans idées personnelles ni spontanéité ; ils connaissent le nom, le rang, le chiffre de la dot, avec les espérances, de toutes les jeunes filles à marier de la ville, et même des pays environnants. Sans fortune, incapables de gagner leur vie, ils demandent en mariage les plus riches héritières en se donnant les airs de leur faire une grâce.

Honnête demoiselle, si un jeune homme de cet ordre prétend à votre main, je vous engage à l'éconduire avec politesse. Vous aurez à lutter contre les sacristies, avec leurs dépendances. Ce sera une occasion de montrer la fermeté de votre caractère. Sachez-le bien, le fait de demander à une femme ses moyens de subsistance, dans quelque monde qu'il se passe, révèle chez son auteur un caractère de médiocre élévation.

LA BEAUTÉ ET LA LAIDEUR EN MÉNAGE

Un célèbre lord anglais, dont malheureusement j'ai oublié le nom, conseillait à son fils, s'il voulait être heureux dans son ménage, d'épouser une femme laide. J'aime à penser que ce lord était un sûr observateur et, pourtant j'ose émettre des doutes sur la valeur de son conseil ; je ne saurais volontiers souscrire à sa singulière opinion.

Un vieux capitaine, de mes amis, pensait tout autrement. « Si je me décide à me marier, me disait-il, j'épouserai une belle femme. On nous verra passer ensemble, et bien des gens murmureront très bas : Voici un capitaine largement trompé ; n'importe, il a une belle femme. Ce correctif est flatteur. »

Brave capitaine ! La voix de la nature parlait sous ses honnêtes moustaches, sans recherche alambiquée, sans finesse prétentieuse.

On aurait vraiment mauvaise grâce à n'attacher qu'une mince importance aux qualités physiques dans les choses du mariage. D'abord elles se présentent avec un caractère de certitude que les qualités morales sont loin de nous offrir. On ne peut pas les simuler. Il est loisible à chacun de se faire hypocrite de douceur, de sagesse, même de grandeur d'âme, et personne ne saurait se procurer à volonté l'élégance de la taille, la régularité des traits, l'heureuse harmonie des proportions du corps. La beauté de sa fiancée est un fait positif, et son bon caractère n'est qu'une douteuse supposition. Et puis, sans proclamer, avec les poètes excessifs, que la beauté du corps est la splendeur de l'âme, je puis bien rappeler des exemples d'observation courante. Les jolies femmes sont rarement mauvaises; presque toutes se montrent avenantes et gracieuses; elles se donnent la peine de plaire. Rappelons-nous qu'autrefois la grâce et la beauté étaient honorées comme des vertus. « La femme, a dit un penseur, doit être le luxe de la maison. »

Enfin, n'est-ce donc rien que la contemplation, la vue d'une belle créature ? Il semble vraiment, à entendre certains psychologues métaphysiciens, qu'il n'y ait d'autres jouissances, d'autres satisfactions au monde que celles de l'esprit. Ah! qu'ils étaient plus sages, nos vieux pères païens, sacrifiant bravement aux éléments plastiques. L'élégance et la beauté d'une femme, c'est la joie des regards. Elle en vaut bien d'autres.

Je crois que, si le grand saint Paul, homme tout d'une pièce, se fût converti au mariage en même temps qu'il entrait dans le christianisme, il nous aurait dit : « Épousez une femme laide, vous ferez bien ; épousez une femme jolie, vous ferez encore mieux. »

Je me rappelle un mot heureux d'un vieux garçon à l'un de ses amis, encore verts tous les deux. « Nous sommes destinés, lui disait-il, à épouser notre cuisinière ; eh bien! prenons-la jolie, notre bêtise sera moins grande. »

La beauté d'une femme est souvent la raison de mariages enviés, elle peut devenir l'excuse des unions maladroites.

LES UNIONS CONSANGUINES

Mademoiselle, tâchez de ne pas devenir amoureuse de votre cousin; et vous, aimable jeune homme, considérez vos cousines comme des sœurs, et chérissez-les en cette qualité seulement.

On a longuement discouru, beaucoup écrit sur les mariages consanguins; on en parlera pendant bien des années encore. Un grand nombre d'exemples les condamnent, la chose est sûre; mais, par contre, souvent on les voit réussir à souhait. Il est donc facile à chacun de se donner raison suivant sa convenance. Les cousins bien épris, les cousines persuadées, envisagent seulement les faits prospères, tandis que les familles prudentes se.montrent effrayées des résultats malheureux.

La tradition leur est contraire. Au moyen âge, l'Église refusait de consacrer l'union de parents au septième degré. A partir du huitième, elle consentait à bénir, mais en rechignant. En agissant ainsi, la sage mère l'Église, sous le couvert de la religion, édictait des préceptes d'hygiène sociale. Depuis Moïse, tous les prêtres légiférants ont apporté aux vulgaires commandements hygiéniques l'appoint de leur pouvoir mystique. Aujourd'hui le pape se montre moins rigide. Moyennant un tribut d'argent et, m'a-t-on dit, une affirmation déshonorante, laquelle, du reste, se prononce ou s'écrit en latin, il autorise les mariages entre cousins germains. Probablement le pape a ses raisons. Il ne nous les a pas dites.

On ne doit pas chercher une cause mystérieuse et surnaturelle aux conséquences souvent déplorables des unions consanguines. C'est tout humainement affaire d'hérédité. Unissez ensemble une douce exaltée et un original, les prédispositions s'accumulent, se doublent, même se multiplient, et il se peut fort bien qu'il en résulte un joli aliéné. Les croisements de race offrent l'avantage de mettre en présence deux hérédités qui se combattent, ou simplement indifférentes l'une à l'autre. Leurs produits auront la chance de se présenter dans des conditions d'équilibre éminemment favorables à la prospérité de l'individu. Chacun sait qu'un heureux équilibre est le grand régulateur des choses de l'univers : organes, sociétés, nations, et mondes dans l'espace.

Si les futurs conjoints pouvaient être examinés dans tous leurs détails physiques, ainsi qu'on fait des reproducteurs domestiques, le mot consanguinité ne se dresserait plus toujours comme un épouvantail, car sa puissance d'agrandissement s'adresse aux qualités aussi bien qu'aux défauts. On pourrait, par une sélection habile et des unions choisies, reconstruire une famille, de même encore que chez les animaux, on arrive à reconstituer une race. Malheureusement la force des préjugés est telle que bien peu de personnes consentiraient à se soumettre aux expertises nécessaires.

En l'absence de toute exploration antématrimoniale, le doute subsiste forcément, et, dans le doute, il est prudent de s'abstenir, suivant le précepte du sage.

Est-ce à dire cependant qu'il convienne de condamner systématiquement toute union consanguine? Je n'oserais l'affirmer brutalement, et pas avant d'avoir fait la part des conditions de vie dans lesquelles elle se présente. Je m'explique. Si les cousins sont élevés ensemble, s'ils ont grandi dans la même famille, le même village, la même ville, en un mot dans les mêmes milieux, leur union maritale aura grande chance d'être funeste aux produits qui en résulteront. Il n'en sera plus de même, paraît-il, s'ils ont passé leurs jeunes années dans deux contrées différentes, l'un à Bayonne, l'autre à Constantinople, s'ils n'ont pas vécu sous le même ciel, s'ils n'ont pas poussé enveloppés dans les mêmes habitudes d'existence, les mêmes climats. Ceux-ci, quand ils se rencontreront, pourront se tendre franchement la main, et, si le cœur leur en dit, s'écrier : « Aimons-nous! » La famille et l'Église sont autorisées par l'hygiène sociale à les approuver et à les bénir.

L'exactitude de ces faits contradictoires a été constatée par des observateurs sagaces et très dignes de foi. Dans la discussion ouverte sur le sujet qui nous occupe, les passer sous silence et les laisser dans l'ombre eût été un manque de loyauté.

Réjouissez-vous, amoureux cousins de France, l'hygiène vous permet d'épouser vos cousines d'Amérique. Ne me demandez pas, je vous en prie, quels habiles procédés emploient le soleil, le climat et les habitudes de vie, pour modifier dans le sang nos molécules héréditaires, car vous me jetteriez dans un bien anxieux embarras.

Méfiance est mère de sûreté! Voulez-vous un dernier conseil?... Qu'elles sortent de la maison voisine de la vôtre, qu'elles arrivent d'Australie, d'Autriche ou de Lagouhat, prévoyants cousins, n'épousez pas vos engageantes cousines.

FANTAISIES SUR L'ÉGOISME

L'égoïsme est un des vilains défauts de ce monde. On le rencontre assez souvent, ce qui est bien ennuyeux. Les gens qui ne cherchent à être agréables qu'à eux-mêmes, qui rapportent toute chose à leur propre personne, qui s'intéressent uniquement à leurs affaires particulières, qui, dans toute action, toute démarche, ne voient jamais que leur satisfaction personnelle, sont des gens à éviter, surtout en ménage.

Le genre égoïsme peut assez bien se diviser en deux classes : celle des encombrants et celle des inoffensifs. Les encombrants ne sauraient vivre seuls ; il leur faut des compagnons pour leurs plaisirs, pour leur amusement ; il leur faut un public qu'ils exploitent. Un pianiste encombrant nous offre un des plus redoutables spécimens de sa classe. L'inoffensif, comme son nom l'indique, mène une existence retirée; s'il n'est utile à aucun, il ne gêne personne. La profession d'ermite présente des individus de ce sous-genre.

Les inoffensifs peuvent être conservés sans grave inconvénient, mais la destruction des encombrants s'impose dans une société convenablement organisée.

Une fois le principe admis, en attendant qu'on ait trouvé de sûrs moyens d'exécution, arrêtons-nous devant quelques considérations bonnes à méditer.

L'étiquette égoïste est facilement fichée sur le chapeau des gens, hommes et femmes ; je crois, à l'honneur de l'humanité, qu'elle est souvent menteuse. Tout quémandeur d'argent, on le sait, taxe d'avarice sordide l'homme qui refuse de donner la somme demandée ; de même, tout solliciteur de services traite de vulgaires égoïstes ceux qui ne s'empressent pas de lui venir en aide. Autant de fausses étiquettes attachées par la main d'un dépité. Je crois aussi que, bien fréquemment, les esprits, circonvenus par l'habitude banale des jugements tout faits, ne savent pas reconnaître le véritable égoïsme, frauduleusement voilé sous de trompeuses apparences.

En général, nous sommes prompts aux appréciations sévères, et bon nombre d'excellentes femmes, quantité de braves maris, sont bien vite traités d'égoïstes par leur réciproque moitié. Pensée consolante et troublante à la fois, très souvent les véritables égoïstes ne sont pas ceux qu'on désigne.

Sans doute, il est aisé de se faire taxer de bas égoïsme, mais il n'est pas difficile de passer à peu de frais pour l'être le plus généreux du monde. Soyez soigneux et prévoyants; munissez-vous d'avance de tout ce qui est nécessaire et utile dans le voyage à travers l'existence; n'empruntez jamais rien, ayant la précaution de vous pourvoir des objets dont vous savez avoir besoin : vous conquérez du coup le renom d'égoïste. Mais, au contraire, passez dans la vie comme si tout vous appartenait; ayez soin de manquer de tout, et ce tout qui vous manque, empruntez-le autour de vous ; vivez commodément aux dépens d'autrui, et, à l'occasion, faites largesses du bien des autres : si vous exécutez tout cela de bonne grâce, en ayant l'air de ne tenir à rien, on vous proclamera certainement le cœur le plus généreux qui soit. Il ne possède rien, mais il est toujours prêt à tout donner. Quelle grande nature ! Il a soin de se procurer tout ce qui doit lui servir. Quel petit cœur !

Observez certaines personnes, maîtres ou maîtresses de maison, jouissant, en général, de la réputation de fortes têtes et de cœurs dévoués. Sous le prétexte de sage et ferme direction, elles plient tout et tous à leur volonté ; leurs goûts, leurs désirs s'affirment comme l'expression des plus sûrs jugements, si bien qu'elles font uniquement ce qui leur plaît, et ne s'embarrassent en aucune façon des ennuis et des privations qu'elles imposent à ceux qui les entourent. Elles décident tout, elles mènent tout, n'écoutent aucune observation, ne se rendent à aucun raisonnement. Leur intolérance est radicale, et leur cœur renferme une mine inépuisable de mépris et de dédains pour ceux qui ne partagent pas toutes leurs idées.

J'estime que ces personnes-là, hommes ou femmes, aussi sûres d'elles-mêmes que si elles possédaient toute la science infuse, exécutant en toutes circonstances les décisions de leur seule volonté, j'estime que ces personnes sont de robustes égoïstes.

Sur un pareil sujet on pourrait écrire tout un livre. Je ne l'écrirai pas. Les aperçus que je viens de vous présenter, médités par vos cerveaux intelligents, suffiront, je n'en doute pas, à vous faire discerner les véritables égoïsmes et les fausses générosités, qui se présenteront à vous. Je vous conseille, avec conviction, de ne les épouser que contraints et forcés.

LE ROMANTISME ET LE MARIAGE

Le romantisme a jeté le désarroi dans beaucoup de cervelles féminines, masculines aussi. Antony, Hernani, Ruy-Blas ont fait école. La Marion Delorme de Didier, sa petite nièce, la Dame aux Camélias ont eu des élèves convaincues, jalouses d'imiter leur séduisant exemple. J'admire, sans doute, les valeureux enthousiasmes, mais, raisonnant de sang-froid, j'engage les jeunes filles à ne pas épouser de laquais, comme était Ruy-Blas, non plus que des lions superbes et généreux à la façon d'Hernani, et surtout d'éviter les ténébreux marqués du sceau de la fatalité, les farouches Antony.

Cet Antony, du reste, m'a toujours produit l'effet d'un monsieur fort pédant, ayant le grand tort de se mêler de ce qui ne le regardait pas.

Il injurie les femmes dans leur salon, parce qu'elles tiennent des propos médisants qui blessent sa vanité de rigide amoureux ; il poignarde sa maîtresse dans une chambre d'auberge, sous prétexte de lui conserver l'honneur. Il aurait bien mieux fait de les laisser tranquilles. De quoi, diable, se mêlait-il ainsi ?

Sachez-le bien, aimables jeunes filles en quête d'épouseurs : la livrée d'un laquais, les griffes du lion et le couteau d'un sectaire d'honneur féminin ne sont pas des objets pratiques dans un ménage.

Et vous, jeunes ou vieux aspirants aux justes noces, croyez-en mon avis bien désintéressé, mais surtout solidement motivé : ne vous mariez pas avec des pécheresses repenties. Ces honnêtetés de seconde main sont plus que gênantes dans la vie commune. Au théâtre même elles deviennent tout à fait embarrassantes ; arrivés au cinquième acte, les auteurs ne savent plus qu'en faire.

SIGNES RÉVÉLATEURS

Il serait à désirer qu'une science exacte, basée sur l'observation et les expériences de laboratoire, indiquât les moyens d'étaler devant les yeux, en pleine lumière, les cœurs, les esprits, et les caractères, avec les reliefs de toutes leurs qualités, et aussi de tous leurs défauts. Cela nous semble un rêve. Cependant quelques contemplateurs ingénieux prétendent savoir lire dans les centres psychiques de tout être pensant, grâce à certains signes extérieurs, de même que les sages cliniciens, à l'aide des symptômes, découvrent le mal caché dans les organes le plus profondément enfouis.

Tout comme bien d'autres, j'ai demandé aux lignes de la main, aux bosses du crâne, aux traits du visage, à la forme de l'écriture, la révélation des qualités et des vices abrités dans tout organisme humain. Lignes, bosses, traits, écriture m'ont bien infidèlement répondu. De plus, remarquons-le, la connaissance et l'interprétation des signes ainsi fournis exigent de longues et patientes études, constituent une science abordable à bien peu, dont, par surcroît, l'application n'est pas toujours pratique. Un prétendu qui s'aviserait de promener ses doigts sur le crâne d'une jeune fille, de s'emparer de ses mains, de la dévisager d'un regard scrutateur, serait bien vite éconduit, avec juste raison, en qualité de butoı. Cherchons ailleurs.

Je pense, avec un vieux bohême de mes amis, un inutile, que les goûts, les penchants, la conformation, les habitudes des gens nous fournissent les signes demandés. Signes précieux, car leurs indications sont exactes, et ils se présentent aisés à reconnaître et difficiles à dissimuler.

Avez-vous remarqué certains hommes dont la démarche est molle et balancée? Leurs pieds se rejoignent, leurs hanches s'élargissent, conformées, à peu près, comme celles des femmes? Ces hommes-là sont très fins, pour ne pas dire astucieux; à l'occasion, ils ne reculeront pas devant l'emploi de manœuvres douteuses, estimant que le succès devient la justification de tous les moyens d'action, quelque honteux qu'ils soient.

Napoléon, l'ancien, disait que l'œil pie est un indice d'improbité. Peut-être disait-il vrai?

Méfiez-vous des visages offrant des colorations indécises, à teintes sales et brouillées: ils révèlent des âmes infimes, ouvertes aux mauvais sentiments.

Mon vieux bohême m'a souvent dit: « Si j'avais dû me marier je n'aurais pas accepté une femme aimant à se lever de grand matin; pas plus que je n'aurais donné ma fille à un homme cultivant la même habitude. Chez ces fervents des heures matinales j'ai toujours rencontré des esprits positifs, épris des choses matérielles, contempteurs de la pensée, et bien souvent des caractères détestables. » Mon vieux bohême, je dois le dire, était un rêveur et un noctambule.

Les hommes qui marchent en balançant leurs bras, à la façon d'un pendule, ont généralement un caractère faible et indécis, ils s'effrayent des responsabilités et sont lents aux déterminations. Ne cherchez pas ce signe chez les femmes : leur éducation, les formes de leur toilette s'opposent à sa manifestation. Pourtant, dans les cas où il se manifesterait, prenez-en bonne note.

Observez de près les hommes qui vous disent : Moi, je ne peux fumer que d'excellents cigares ; » ou : « Moi je ne saurais boire que de très bonne eau-de-vie ; » et ainsi pour bien d'autres choses. Suivez-les, causez avec eux, et vous reconnaîtrez la médiocre étendue de leur intelligence. La chose est vraiment très curieuse. Leur intelligence n'est pas nulle, elle peut même être vive et lucide, mais elle s'exerce dans un cercle rétréci, elle ne dépasse pas des bornes fort rapprochées.

Quant à ceux ou celles qui vous diront : « Moi, je ne suis pas difficile en fait de nourriture ; je me contente des mets les plus simples, *à la condition qu'ils soient bien préparés*, » je vous engage à ne jamais les épouser. On ne peut croire ce que ces mots, sous leur apparence raisonnable, renferment de fâcheux pronostics. Ce ne sont pourtant pas des méchants, ceux qui parlent ainsi ; vous n'avez à redouter auprès d'eux ni les coups de poignard, ni les violents éclats de colère ; mais ils vous tourmenteront par d'incessantes piqûres d'épingle, un éternel mécontentement, de minutieuses remontrances, souvent par la constante grognerie, et toujours par les finesses agressives de la susceptibilité.

Certaines habitudes ne se révèlent pas au grand jour. Vous les reconnaîtrez à l'aide d'interrogations faites avec adresse et délicatesse aussi. Vous ne pouvez pas épouser un homme sans savoir s'il porte ou non un gilet de flanelle. Votre fine sagacité saura lever les doutes. Quant aux jeunes filles, je n'oserais, sur ce point, les effleurer d'une supposition offensante ; je me refuse à voir un tissu de flanelle, injurieuse enveloppe, appliqué sur la blanche candeur de leurs chairs. Je ne vous dirai pas : Refusez, sans pitié, tout porteur de flanelle ; ma parole convaincue ne persuaderait ni vos mères ni vous-mêmes, mais je vous recommanderai de l'épouser sans enthousiasme. Sachez bien que, dans ce cas, vous vous unissez à un être en déchéance physique et morale ; il sera, peut-être, un bon mari, mais jamais un grand citoyen ; il pourra faire, tout comme un autre, le bonheur tranquille d'une femme, mais jamais il n'en deviendra l'orgueil.

J'éprouve, en ce moment, un véritable chagrin, car, bien certainement, je vais blesser dans leurs chères convictions des gens fort estimables. Ils auront la ressource de ne pas croire en mes paroles, et de me traiter de vulgaire sycophante. Je les excuse. Il s'agit du beau froid sec !

Vous la connaissez tous cette terrible phrase, stéréotypée sur trop de fines lèvres, et sur beaucoup de communes aussi. On l'entend prononcer par les pénibles froidures, lorsque tout est gelé dans la nature, lorsque la terre dure et poussiéreuse résonne sous les pieds qu'elle glace ; lorsque les passants grelottent sous leurs enveloppes, présentant au grand air des oreilles blanches, des nez rouges et des yeux pleins de larmes ; lorsque le cerveau ratatiné semble s'agiter dans un crâne trop grand, comme fait la bille de fer d'un grelot. Alors tout est souffrance dans nos êtres, et souffrance abêtissante. N'importe, pour peu que le ciel se découvre relativement pur, ils vous diront les cruels : « J'aime les beaux froids secs ! »

Les gens communs ajoutent : c'est un temps sain pour le corps ! Misérables !

Je n'ai pas confiance dans le cœur de ceux qui parlent ainsi ; je leur crois peu de sensibilité ; je les sais despotes et absolus dans leur intérieur ; ils sont souvent de relations difficiles, ennemis du franc rire et de la joie des autres ; ils sont enclins à l'égoïsme vrai. En revanche, on peut trouver chez eux des qualités utiles d'ordre et de précision ; leur esprit ne manque pas de décision, ils peuvent se montrer habiles dans la conduite des affaires, dans la direction d'une entreprise. Chez eux le positivisme domine, et l'idéal est inconnu. Musiciens, ils sont plutôt instrumentistes que compositeurs ; savants, ils préfèrent les mathématiques aux sciences naturelles ; peintres, ils s'attachent à la symétrie des lignes, ils ignorent la splendeur des contours, les richesses de la couleur; poètes, ils riment en prose. En ménage, c'est pour nous la grande affaire, ils professent et pratiquent l'absolutisme le plus rigoureux. Épousez-les donc, si le cœur vous en dit.

Les franches natures savent braver toutes les rigueurs de l'air : c'est une de leurs grandeurs ; mais elles ne les aiment pas : c'est une de leurs supériorités.

Les voyages en omnibus, j'ai dû vous le dire déjà, fournissent à ceux qui savent regarder de vraies richesses d'observations. On y reconnaît les jeunes porteurs de flanelle, lesquels conservent pieusement leur place à l'intérieur de la voiture, au lieu de l'offrir aux pauvres dames fort mal à leur aise sur la plate-forme. On y voit les fermes insouciants d'autrui, qui s'étendent largement sur les banquettes, sans s'inquiéter de la gêne qu'ils apportent à leurs voisins. Remarquez aussi ceux qui se posent sur le marchepied de l'omnibus en marche, et en obstruent l'entrée, longtemps avant l'arrivée au point où ils comptent s'arrêter. Ce sont des précipités indécis, de ceux qui ne savent pas prendre une détermination à l'heure voulue. Ils manquent dans la vie toutes les occasions offertes par l'heureuse fortune.

Excepté les aveugles, tout le monde aperçoit les choses, mais bien peu savent les voir.

A table, assis auprès de vous, des jeunes hommes et des jeunes filles mangent les mets qu'on leur présente, les uns avec attention, les autres d'une façon distraite; vous avez remarqué que les uns montraient leur préférence, les autres leur répugnance, pour la viande rouge, saignante, à peine cuite, pour le gibier faisandé; lorsqu'est venu le moment du dessert, quelques-uns ont laissé passer, sans y toucher, les fins bonbons fondants, les molles sucreries, tandis que d'autres paraissaient fort sensibles à leurs alléchantes avances. Vous avez vu tout cela, et j'ai grand'peur que ce spectacle ne vous ait rien appris.

Sachez-le, imprudents gaspilleurs de faits, c'étaient autant de signes révélateurs qui s'offraient à nos regards.

Généralement le goût de la viande saignante, la recherche du gibier faisandé et le mépris des sucreries vont ensemble.

De pareils penchants, je m'empresse de vous le dire, n'ont pas de corrélation avec les larges vices et les grandes vertus ; ils peuvent appartenir à des ivrognes, à des fourbes, à des joueurs, à des lâches, aussi bien qu'aux francs généreux, aux sobres, aux dignes, aux courageux. En revanche, ils sont la révélation d'une foule de petites déchéances, monnaie du vice, qui intimident l'estime et repoussent la sympathie ; je veux dire le manque de sensibilité, d'impulsion spontanée, d'ardeur et de dévouement gratuit, l'ignorance des prévenances gracieuses, la tendance au despotisme, à la personnalité, au radicalisme, à l'assurance des jugements. Les jeunes porteurs de flanelle, s'ils sont en même temps mangeurs de viande crue et contempteurs de bonbons, se présentent sûrs d'eux-mêmes, secs, intransigeants, tranchants, et résolvent toute question avec la plus impertinente autorité.

Je comprends mal l'attrait de la viande à peine

cuite, laquelle me paraît, au contraire, d'un aspect repoussant. Il me semble que ceux qui s'en régalent doivent avoir des muqueuses buccales tapissées de parchemin, insensibles aux contacts cruels; je suis prêt à admirer leurs solides estomacs, ignorants de la nausée. Se teinter les lèvres du sang d'un animal me paraît un reste de pure sauvagerie. Et puis, cette chair, ce sang, que le feu n'a pas purifiés, renferment une foule de petites bêtes malfaisantes, prêtes à coloniser dans les organes, aux larges dépens du corps humain.

Triste appétit, celui de la viande saignante!

Les jeunes filles affligées de la même infirmité apportent à ces petites horreurs sociales les tempéraments de leur grâce native et de leur coquetterie innée, mais elles demeurent moins séduisantes, et leur aménité de cœur, d'esprit, de caractère reste problématique. Il y a danger à les épouser.

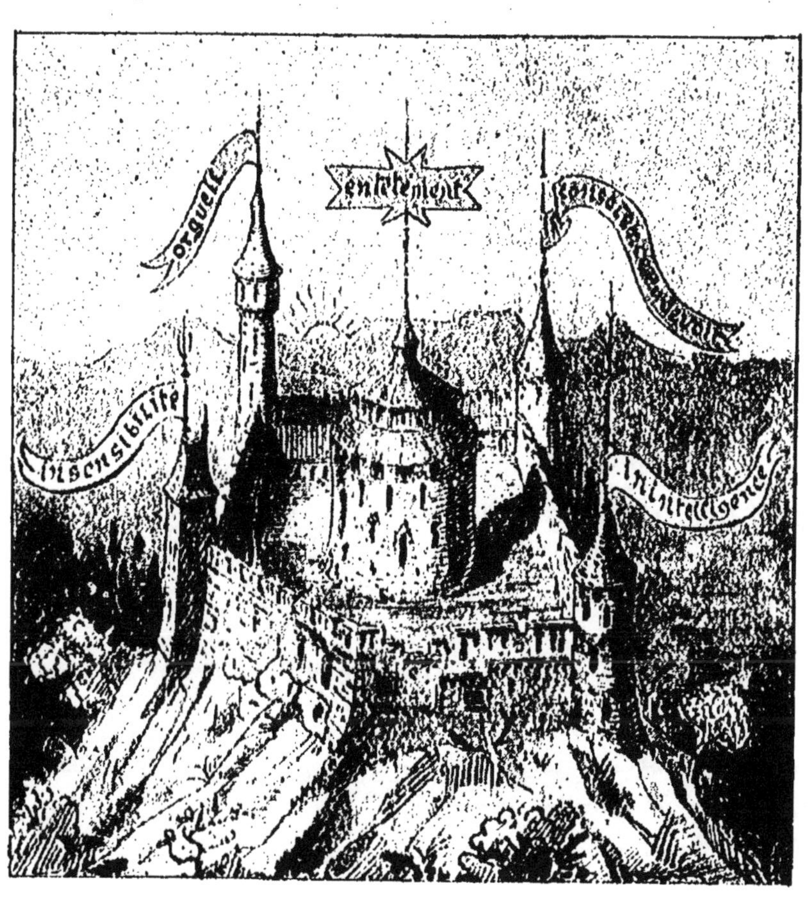
orgueil
entetement
insensibilite
inintelligence

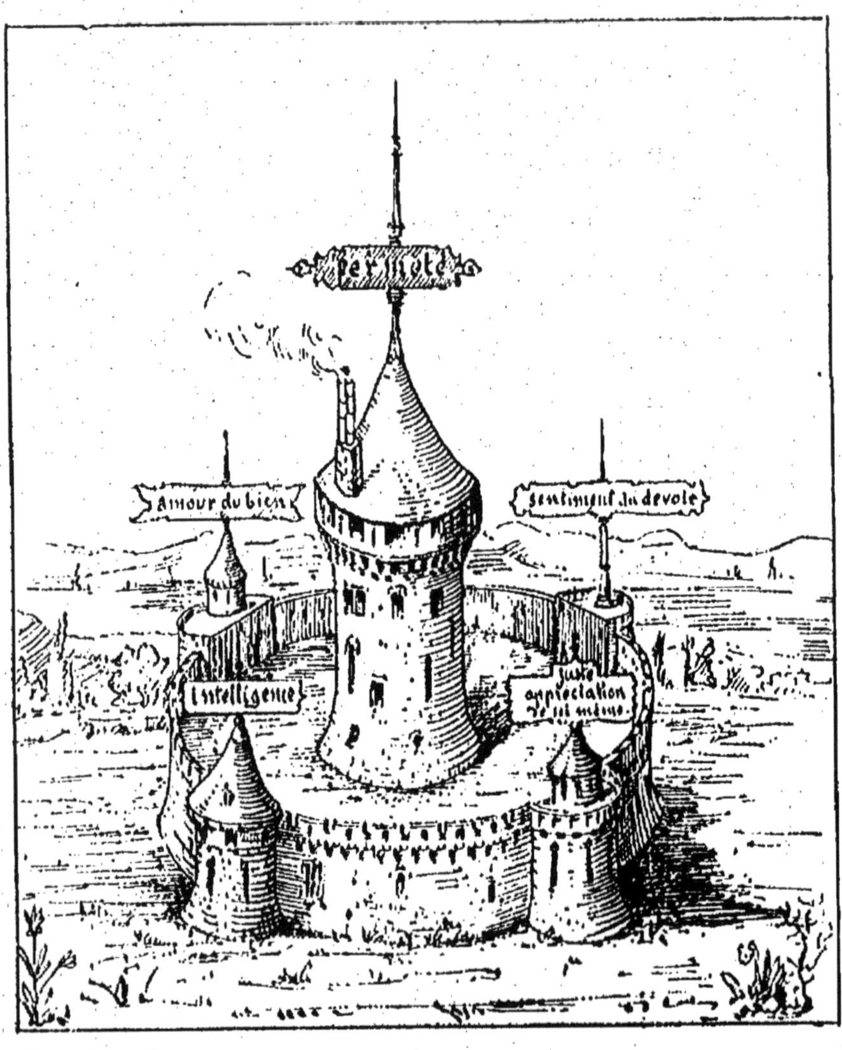
Fermeté
Amour du bien
sentiment du devoir
Intelligence
juste appréciation de soi-même

ENTÊTEMENT ET FERMETÉ

Je vous le dis avec regret, et je l'avoue, à la honte de la séméiologie morale, je n'ai pas trouvé de signes physiques, d'habitudes, de penchants nettement révélateurs de l'entêtement de la fermeté.

Bien certainement, vous savez tous établir la différence profonde qui se creuse entre ces deux formes de caractère, malgré les analogies qui semblent les rapprocher; je n'insiste pas. Mais ce qu'on ne peut apprendre des manifestations extérieures trop sombres, trop obscures, vous l'obtiendrez par des épreuves intelligentes adroitement conduites, par d'insidieuses et habiles interrogations.

Au fond des êtres ou fermes ou entêtés existe une puissance de résistance à toute action étrangère. On peut la considérer comme un des organes de l'esprit, organe presque rudimentaire chez quelques-uns, largement développé chez d'autres.

Cette puissance, qu'elle soit de même essence pour les deux genres, ou qu'elle soit pour chacun d'eux de nature différente, ce que je crois, cette puissance est accompagnée par des forces d'autre composition qui lui viennent en aide, la soutiennent, la consolident.

Je pense être agréable à tous en offrant aux regards une jolie image — en langage de savant on dirait une figure, — qui fournira l'intelligence de ces faits plus clairement qu'on ne pourrait l'obtenir d'une simple exposition. Cette gracieuse conception, je l'ai trouvée dans un vieux manuscrit à moitié rongé par les rats.

Les citadelles représentent l'une la fermeté, l'autre l'entêtement. Déjà puissantes par elles-mêmes, elles le deviennent davantage sous la défense de solides ouvrages avancés. Les plus importants soutiens de la fermeté sont, comme on le voit, l'intelligence, la juste appréciation de soi-même, l'amour du bien et le sentiment du devoir. Quant à l'entêtement, il trouve un misérable, mais bien robuste appui, dans l'inintelligence, l'orgueil, l'insensibilité, l'inconscience du devoir.

Vous devez me comprendre sans plus d'explications ni plus longs développements, et reconnaître que ces diverses qualités de l'esprit, bonnes et mauvaises, sont bien celles que nous voyons groupées autour de la fermeté et aussi de l'entêtement.

La bêtise, puisqu'il faut l'appeler par son nom, me paraît être le plus ferme soutien de l'entêtement.

Oh! les stupides entêtés qui se butent dans leur opiniâtreté passive! Qui peut en avoir rencontré, et ne pas s'être senti mordu par l'âcre tentation de les rouer de coups, peut-être de les assassiner?...

Les entêtés des deux sexes, à moins que l'exagération de leur infirmité n'atteigne à la manie, me paraissent épousables. On s'attendra dans leur commerce à de vives impatiences, à de cruelles irritations; mais, l'habitude aidant, on pourra vivre à leurs côtés. Et puis, bon nombre d'entêtés sont très calmes et fort doux, et même quelques-uns, chose qui pour nous demeure inexplicable, quelques-uns sont vraiment intelligents et ne donnent pas signe de sotte vanité. La forteresse s'élève dans sa solidité, mais les bastions sont rasés. Illogisme et mystère !

EXCEPTIONS

Si j'affirmais, avec autorité, que ces signes extérieurs des qualités et des défauts cachés offrent un caractère de certitude radicale, les gens réfléchis m'accuseraient d'outrecuidance; et, certes, ils seraient dans leur droit. L'absolu n'est pas de ce monde. On rencontre des exceptions, mais en fort petit nombre. Elles n'en apparaissent que plus fièrement rayonnantes. Ainsi, j'en connais une, glorieuse entre toutes, offerte par une grande jeune fille blonde. Malgré son goût pour la viande rosée, son dédain pour les bonbons sucrés, même son penchant pour les beaux froids secs, cette jeune fille a le cœur bienveillant d'une compatissante, l'âme élevée d'une artiste, l'intelligence d'un poète. Et c'est un charme vainqueur de contempler ces dons de son esprit à travers le prisme de sa beauté de déesse.

PROPOS INTERROMPUS MAIS DIGNES D'INTÉRÊT

La première qualité à demander dans la vie commune, en ménage, qualité d'une importance ultra-capitale, on ne saurait trop le redire, c'est le bon caractère. Toutes les autres viennent après elle, sans se classer en rangs déterminés.

Il convient de rechercher l'ordre, l'exactitude, la suite dans les idées ; tout cela avec modération, sans exagération dans un sens ni dans un autre. L'excès de l'ordre est la terreur d'une maison, mais le désordre en est le fléau.

Tenez en grande méfiance les gens qui, en sortant d'une chambre, d'une boutique, d'un café, d'une sacristie, ne ferment pas derrière eux la porte qu'ils ont ouverte. Tout engage à croire qu'ils sont de dangereux égoïstes.

Règle générale, souffrant des exceptions : quiconque séduit une jeune fille a le devoir de l'épouser : c'est affaire d'honneur. Mais nul n'est tenu à se marier avec une maîtresse choisie parmi les femmes qui ont déjà expérimenté l'amour. Le contraire est plus prudent. « Comment compter sur la foi de quelqu'un qui ne nous donne pour garant que des infidélités ? » a dit Paul de Kock. Paroles bonnes à méditer.

Les bégueules nous ennuient et jettent le froid dans notre existence. Les infidèles nous navrent, même nous font mourir.

Les âges des époux doivent présenter une harmonieuse proportion, malgré quelques exemples d'unions suffisamment heureuses contractées dans des conditions contraires. Une distance de six à dix ans entre l'âge du mari et celui de la femme constitue une moyenne convenable.

Une femme d'intelligence commune et d'une instruction médiocre peut devenir le bonheur du foyer, mais la bêtise radicale et l'ignorance complète sont des sources vives d'ennui, de peines et de soucis. Quand il s'agit de fantaisies de passage, la beauté peut suffire; l'amour et la bêtise s'accordent très bien ensemble. Mais nous parlons mariage. Songeons à toutes ces heures d'intimité obligée que les charmes plastiques ne sauraient arriver à remplir.

Je me vois obligé de parler bêtes et chiens. Vous avez souvent entendu ces phrases sentencieuses : « Quiconque aime les chiens aime aussi les humains ; » « Quiconque aime les bêtes est doux avec les hommes. » Eh bien ! remarquez ce qui se passe dans le monde, et vous reconnaîtrez que ces prétendus axiomes ont été formulés par des appareilleurs d'idées, et non par des observateurs de faits. Regardez, regardez, et vous verrez des gens de tout sexe, de tout âge, de toutes conditions, vrais fervents de leurs chiens, de leurs chats, de leurs oiseaux, conservant pour leurs semblables une jolie réserve d'acrimonieuse méchanceté. Je mets en dehors les cruels, qui tourmentent les animaux comme les êtres humains, et les bons, qui les enveloppent tous dans leur bienveillante affection. La dureté des uns et la douceur des autres s'étalent avec tant d'évidence qu'il n'est besoin pour la découvrir d'aucun signe particulier.

En réalité, chez les êtres ordinaires, les sentiments professés pour les bêtes, tendresse ou indifférence, ne fournissent aucune indication précise sur l'esprit et sur le caractère. Cependant, je ferai une exception en faveur de ceux qui aiment tout à la fois les chiens et les enfants. Il est rare qu'on ne trouve pas chez eux un fonds solide de véritable bonté.

Les travailleurs, les laborieux offrent les plus sûres garanties de félicité domestique. Quels que soient leurs défauts et leurs vices, on trouve toujours chez eux des ressources de contentement et de tranquillité. Les paresseux et les désœuvrés sont maris à redouter de toutes les façons.

Parmi les hommes de taille exiguë on en rencontre peu qui soient simples et naturels dans leurs actions et dans leurs propos ; ils se tiennent toujours en scène. Tout en eux semble dire : « Je suis petit, mais terrible ; j'ai la taille d'un renard, mais le cœur d'un lion; mes désirs sont des ordres, mes avis des décisions; ma volonté est une barre de fer; malheur à qui se met sur mon chemin. » La constante pensée que leur petite taille doit les faire soupçonner de faiblesse entretient dans leur esprit une réaction rageuse. Ils deviennent facilement despotes, jaloux, tracassiers, susceptibles, contrariants, taquins. Quel dommage! Quelques centimètres de plus, on les verrait les meilleurs fils du monde. Pourtant ils ne sont pas à repousser d'emblée. Avec des soumissions voulues qui flattent leurs manies, des louanges adroites, des échappées d'admiration qui grandissent leur importance, en un mot, avec des soins particuliers on pourra en tirer parti.

On rencontre par le monde des vierges, des jeunes hommes aussi, chez qui la gaîté et le rire semblent choses proscrites. Croyez-moi: détournez-vous de leur chemin. L'impassible correction de ces graves dénote des natures sèches, des esprits rétrécis, des appétits communs du bien-être banal, un cœur vide de généreuse sensibilité. Certes, ceux et celles qui rient à tout propos, bruyamment, avec des gloussements aigus de poules en délire, ou des aboiements de chiens courants, sont absolument insupportables; mais ceux qui ne rient jamais me paraissent dangereux.

Un dernier mot, lancé dans le tuyau de l'oreille. Si vous vous aimez, si vous vous aimez vraiment, si vos deux cœurs se fondent dans un entier et sincère amour, mariez-vous, mariez-vous bien vite, jetant aux fossés des chemins toutes les prévisions fâcheuses. Si peu de temps que vive votre amour, — et, qui sait ? peut-être mourrez-vous avant lui, — vous aurez connu le vrai bonheur sur la terre.

VOYAGES DE NOCES

Lorsque l'homme qui écrit sait pertinemment qu'il va tracer des lignes désagréables à lire, il éprouve une sensation d'hésitation découragée et de troublant souci.

A cette heure, je voudrais être partisan des voyages de noces, je vous dirais : Fuyez, jeunes époux, envolez-vous le soir même du jour où les municipalités et les églises ont consacré et béni votre union. Empressez-vous de revêtir le classique costume de voyage ; tâchez qu'il soit élégant et gracieux, ce qui sera difficile ; montez dans un fiacre, et jetez au cocher l'adresse d'une gare ; passez au guichet, faites enregistrer vos bagages ; marchez à travers la foule ; entrez d'assaut dans un compartiment, où vous jouirez de quelques heures de tranquillité. A la station voisine, ou à toute autre, vous attendent un omnibus et une chambre d'hôtel, sanctuaire des premières amours. Demain vous recommencerez, et ainsi de suite pendant bien des jours, aussi longtemps que votre fortune ou vos économies vous le permettront.

Voilà ce que je vous dirais, et je gagnerais votre estime, tandis que, adversaire résolu desdits voyages de noces, je tiens un langage tout différent, et vous allez me mépriser.

La femme est un animal imprudent. Bien des misères physiques l'attendent ou la menacent au cours de son existence ; des êtres sages chercheraient à s'en garer, et elle, gratuitement, par plaisir, par mode, par entraînement, avec insouciance, elle marche à leur rencontre.

Elles partent, enchantées et résolues, les belles nouvelles femmes, et, pendant de longs jours, elles devront subir les secousses, les cahots, la trépidation continue des voitures ; elles vont se soumettre aux fatigues des courses à travers les villes, du piétinement autour des monuments curieux, dans les musées, dans les vieilles églises ;

elles suivront à travers la campagne des chemins ravinés, ballotées sur de dures charrettes aux rigides supports ; elles graviront les montagnes à dos d'âne ou de mulet ; et, tout cela, sans haltes, sans vrai repos, avec la constance d'ardeur de gens qui veulent tout voir. Pour reconfort : la vie d'hôtel !

Et puis, elles mettront leur amour-propre à ne reculer devant aucune peine, à ne jamais s'avouer fatiguées, à masquer toute souffrance, pour faire montre de solidité et de vaillance devant l'époux de la veille, presque un étranger.

Eh bien ! aimables dames, je n'hésite pas à le crier sur les toits, au risque de vous déplaire épouvantablement, en agissant ainsi vous faites preuve de coupable incurie et d'ignorance absolue des habitudes de la nature.

Pour vous livrer à ces fatigues, à cette agitation, à ce mouvement entraînant, à ce surmenage, vous choisissez précisément les heures de votre vie pendant lesquelles tout vous commande la plus complète inactivité, le calme le plus reposant, le moment où votre organisme naissant à une existence nouvelle passe par les tremblantes phases d'une transformation profonde et délicate. La nature veut que de pareilles éclosions s'opèrent au milieu des graves et prévenantes attentions des choses, au milieu de la sereine tranquillité des êtres. Et vous, vous allez faire de la gymnastique de grands chemins ! Je vous déclare insensées !

Quand, le soir de vos noces, vous montez dans le fiacre fatal, sachez que vous vous préparez les longs renoncements à toute activité, les éternels repos sur votre chaise longue, la solitude de votre alcôve, l'amère déception des flancs stériles. Je ne vous dirai pas : Lisez les bons auteurs en la matière, ce serait mot de gascon, mais je les ai consultés pour vous, et j'apporte toute leur autorité à l'appui de mes paroles.

Les observations, les prévisions médicales condamnent avec puissance la dangereuse coutume des voyages de noces. D'autres raisons, toutes de sentiment, mais d'un sentiment élevé et délicat, devraient déterminer les jeunes époux à ne plus se soumettre à un usage imposé par l'arrogante tyrannie de la mode et du bon ton.

A ces êtres qui s'engagent dans une vie nouvelle, à cette initiation à la plus grande merveille de la nature, il faut le calme, la retraite, l'isolement. On voudrait que tout fût neuf autour d'eux. Ces premières et pures amours devraient s'épanouir au milieu de la virginité des choses. Le rêve princier serait, au sortir de l'église, la fuite dans un hôtel nouvellement construit, où, de la cave au grenier, des tapis du vestibule aux tentures de la chambre nuptiale, pas un seul objet n'eût déjà subi un contact étranger.

Voilà le rêve ; et la réalité, c'est un compartiment dans un wagon banal, c'est la promiscuité dans une hôtellerie !

La vierge de ce soir, la femme de demain appuiera sa tête et sa chair sur ce drap des voitures, sur ces coussins, sur ces oreillers, flétris, presque souillés, par le mou frottement de gens de toutes races, de tout âge, de toute éducation, de toute moralité ! Pouah ! Le cou dans le fatal lacet, je crierais encore à la profanation.

Et puis les petites misères de la nature humaine motif de fausse honte, mais de honte quand même, comment les dissimuler pendant les longs parcours, et dans l'espace restreint d'une chambre d'hôtel ?

Sinon par amour, au moins par convenance préparez à votre jeune épouse une demeure aménagée pour elle, une demeure fraîche comme elle. Ou bien, créez-vous un refuge discret dans la vieille maison de famille. La maison de famille est un temple, et, quoique ouverts à tous, les temples gardent toujours un caractère sacré.

LES BEAUX-PARENTS

Vénérez vos beaux-parents, mais n'habitez pas avec eux.

Je ne sais pas qui a dit le premier : « Charbonnier doit être maître chez lui. » La sagesse a parlé par la bouche de ce maître inconnu.

Le mariage consacre l'émancipation des jeunes. La cohabitation avec les beaux-parents assure la continuation de l'esclavage familial. Le mariage impose les devoirs et confère les droits de la responsabilité. Le nouvel époux devient chef de famille. S'il demeure en tutelle, l'époux n'est plus un chef, mais tout au plus un serviteur gradé.

La haute morale sociale condamne la vie commune entre jeunes mariés et beaux-parents. A vivre ainsi, mari et femme perdent leur dignité.

Sur ce point de doctrine maritale, à l'exception de certaines belles-mères, l'opinion des peuples se montre unanime.

En Chine, quelquefois le jeune homme, après son mariage, vient habiter avec les parents de sa femme. Il a fait ce qu'on appelle un mariage de Mukoiri. Les Chinois professent pour le muko une fort petite estime, prétendant que sa conduite est contraire aux lois de la nature.

J'ajoute, à côté de notre sujet, que les Chinois me paraissent finement comprendre et ménager les délicatesses du cœur humain. On voit, dans leur bon pays, quelque jeune fille pauvre aimer un jeune homme riche : celui-ci, en général, consent à l'épouser, par une sorte de pitié, sans même avoir vu la figure de la jeune fille. Celui qui refuse de se marier dans ces conditions est considéré par tout le monde comme un homme qui manque de cœur et de sentiment. Si la pauvre amante vient à mourir, — en Chine on meurt encore d'amour, — on le traite de misérable. Honnêtes Chinois!

Après ces arguments d'ordre supérieur, je ne

rééditerai pas l'histoire des misères de ceux ou de celles qui ont accepté la position de gendre ou de belle-fille. Les journaux, le théâtre, la littérature ne nous laissent rien ignorer sur ce sujet. Les peintures qu'ils présentent, vous les croyez poussées au noir ; les traits qu'ils accusent, vous voulez les voir déformés par la caricature, eh bien ! vous vous trompez : les peintres ont copié la nature. L'histoire documentée des lamentations, des fourberies, des trahisons, des persécutions, des tracasseries des belles-mères, quelque sévère qu'elle paraisse, retrace des faits exacts. Il semble que la nature ait créé chez les femmes un organe particulier, d'abord rudimentaire, qui se développe et entre en activité au moment où elles deviennent belles-mères. De même que l'estomac digère, que le poumon respire, que le foie fait la bile, la glande lacrymale les larmes, cet organe secrète la haine, l'opposition, la domination, les contrariétés et autres produits analogues. Son fonctionnement peut être intense ou modéré, mais soyez sûrs qu'il est toujours régulier.

Pour vivre en bonne harmonie avec ses beaux-parents, il faut les maintenir à distance respectueuse, ne pas les initier aux affaires domestiques, ne pas les laisser pénétrer jusqu'au foyer sacré, même, surtout, peut-être, s'ils cherchent à s'introduire sous forme de pluie d'or. Les services acceptés, souvenez-vous-en, à moins de basse ingratitude, enchaînent l'indépendance.

Vous voilà instruits et prévenus : à vous d'aviser, le cas échéant. Les premières heures de l'enthousiasme conjugal sont fécondes en déterminations dangereuses. Si vous manquez du sang-froid nécessaire, je le regretterai pour vous. Seulement, ne venez pas vous lamenter auprès des braves gens ; ils ne sauraient vous plaindre de bon cœur. Les malheurs signalés qu'on s'attire volontairement par faiblesse, inertie et sot entêtement, peuvent inspirer la pitié, mais non la sympathie.

TABLE DES MATIÈRES

Tours, imprimerie Deslis Frères, rue Gambetta, 6.

www.ingramcontent.com/pod-product-compliance
Ingram Content Group UK Ltd.
Pitfield, Milton Keynes, MK11 3LW, UK
UKHW020315250726
13967UKWH00004B/1744

9 782011 929211